原発性悪性骨腫瘍
診療ガイドライン **2022**

監修
日本整形外科学会

編集
日本整形外科学会診療ガイドライン委員会
原発性悪性骨腫瘍診療ガイドライン策定委員会

JN047334

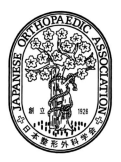

南江堂

原発性悪性骨腫瘍診療ガイドライン 2022 策定組織

監　修
日本整形外科学会

編　集
日本整形外科学会診療ガイドライン委員会
原発性悪性骨腫瘍診療ガイドライン策定委員会

診療ガイドライン 2022 策定組織

＜日本整形外科学会＞

理事長	中島　康晴	九州大学 教授

＜日本整形外科学会診療ガイドライン委員会＞

担当理事	齋藤　貴徳	関西医科大学 教授
委員長	石橋　恭之	弘前大学 教授
アドバイザー	吉田　雅博	国際医療福祉大学 教授，日本医療機能評価機構 客員研究主幹

＜原発性悪性骨腫瘍診療ガイドライン策定委員会＞

委員長	土谷　一晃	東邦大学	日本整形外科学会
委員	秋末　敏宏	神戸大学	日本整形外科学会
	江原　　茂	東北医科薬科大学	日本医学放射線学会
	大野　貴敏	大野整形外科クリニック	日本整形外科学会
	生越　　章	新潟大学地域医療教育センター・魚沼基幹病院 日本整形外科学会	
	小田　義直	九州大学	日本病理学会
	川井　　章	国立がん研究センター中央病院	日本整形外科学会
	河野　博隆	帝京大学	日本整形外科学会
	下瀬　省二	国立病院機構呉医療センター・中国がんセンター 日本整形外科学会	
	西田　佳弘	名古屋大学	日本整形外科学会
	播广谷勝三	九州大学病院別府病院	日本整形外科学会
	平賀　博明	国立病院機構北海道がんセンター	日本整形外科学会
	麩谷　博之	兵庫医科大学	日本整形外科学会
	細野　亜古	国立がん研究センター東病院	日本小児血液・がん学会
	森井　健司	杏林大学	日本整形外科学会
	森岡　秀夫	国立病院機構東京医療センター	日本整形外科学会
	山口　岳彦	獨協医科大学日光医療センター	日本病理学会
	山本　哲司	香川大学	日本整形外科学会
作成方法論担当委員	吉田　雅博	国際医療福祉大学 教授，日本医療機能評価機構 客員研究主幹	

＜システマティックレビューチーム＞

青木　隆敏	産業医科大学	日本医学放射線学会
淺沼　邦洋	三重大学	日本整形外科学会
穴澤　卯圭	東京歯科大学市川総合病院	日本整形外科学会
生田　国大	名古屋大学	日本整形外科学会
今田　浩生	埼玉医科大学総合医療センター	日本病理学会
今西　淳悟	帝京大学	日本整形外科学会
王谷　英達	大阪大学	日本整形外科学会
大久保武人	順天堂大学	日本整形外科学会
小山内俊久	国立病院機構北海道がんセンター	日本整形外科学会
片桐　浩久	静岡県立静岡がんセンター	日本整形外科学会
加藤　生真	横浜市立大学	日本病理学会
河野　正典	大分大学	日本整形外科学会
河本　旭哉	神戸大学	日本整形外科学会
菊田　一貫	栃木県立がんセンター	日本整形外科学会
久保　忠彦	広島大学	日本整形外科学会
熊西　俊介	大阪回生病院	日本整形外科学会
孝橋　賢一	九州大学	日本病理学会
五嶋　孝博	東京都立墨東病院	日本整形外科学会
小林　英介	国立がん研究センター中央病院	日本整形外科学会
小柳　広高	埼玉県立がんセンター	日本整形外科学会
斎藤　雄弥	多摩北部医療センター	日本小児血液・がん学会
佐野　秀樹	福島県立医科大学	日本小児血液・がん学会
白井　寿治	京都府立医科大学	日本整形外科学会
隅屋　　寿	富山大学	日本医学放射線学会
髙木　辰哉	順天堂大学	日本整形外科学会
高松　　学	がん研究会有明病院	日本病理学会
瀧　　淳一	金沢大学	日本医学放射線学会
武内　章彦	金沢大学	日本整形外科学会
多田　広志	岩手医科大学	日本整形外科学会
津田　祐輔	東京大学	日本整形外科学会
土屋　登嗣	嶋南つちや整形外科	日本整形外科学会
戸田　　雄	九州大学	日本整形外科学会
中田　英二	岡山大学	日本整形外科学会
中西　克之	大阪国際がんセンター	日本医学放射線学会
西庄　俊彦	徳島大学	日本整形外科学会
沼本　邦彦	高知医療センター	日本整形外科学会
橋本　和彦	近畿大学	日本整形外科学会
服部　浩佳	国立病院機構名古屋医療センター	日本小児血液・がん学会
常陸　　真	東北大学	日本医学放射線学会
藤田　郁夫	兵庫県立がんセンター	日本整形外科学会
藤渕　剛次	愛媛大学	日本整形外科学会

日本整形外科学会診療ガイドライン策定にあたって

　診療ガイドラインとは，「医療者と患者が特定の臨床状況において，適切な診療の意思決定を行うことを支援する目的で系統的に作成された文章」である．わが国では，厚生省（当時）の医療技術評価推進検討会（1998 ～ 1999 年）の報告書を踏まえて，科学的根拠に基づく医療（evidence-based medicine：EBM）を普及させるためのひとつの方策として，エビデンスに基づく診療ガイドラインの策定が推進された．

　日本整形外科学会においては 2002 年に，運動器疾患診療におけるガイドラインの作成対象として，日常診療で遭遇する頻度の高い疾患および重要性が高いと思われる疾患の計 11 疾患を選定し，診療ガイドラインの作成を開始した．その後，対象とする疾患を増やし，18 疾患の診療ガイドラインが出版あるいは公開されている．

　診療ガイドラインの策定時には，最新のエビデンスを含めた客観性および信頼性の高い診療に資する情報が記載される．一方で，医療は日々進歩しているため診療ガイドラインはひとたび出版・公開された直後から，その内容が徐々に古くなっていく．診療ガイドラインは，最新の診断・治療そして医療制度に迅速かつ適切に対応することが求められており，またその策定方法自体も進化するため，定期的な改訂が必要である．

　日本整形外科学会では，運動器疾患診療に携わる他学会とも連携して，診療ガイドライン委員会ならびに各診療ガイドライン策定委員会の主導のもと，出版・公開された診療ガイドラインの改訂作業を順次進めてきた．本ガイドラインの策定も，多くの先生方のご尽力により完成にいたった．本ガイドラインが運動器診療の質のさらなる向上や EBM の実践・推進をもたらし，最適な治療法の選択に役立つことを祈念する．

2022 年 1 月

日本整形外科学会理事長

中島　康晴

運動器疾患ガイドライン策定の基本方針

2011 年 2 月 25 日

日本整形外科学会診療ガイドライン委員長

1．作成の目的

　本ガイドラインは運動器疾患の診療に従事する医師を対象とし，日本で行われる運動器疾患の診療において，より良い方法を選択するためのひとつの基準を示し，現在までに集積されたその根拠を示している．ただし，本書に記載されていない治療法が行われることを制限するものではない．主な目的を以下に列記する．

1）運動器疾患の現時点で適切と考えられる予防・診断・治療法を示す．
2）運動器疾患の治療成績と予後の改善を図る．
3）施設間における治療レベルの偏りを是正し，向上を図る．
4）効率的な治療により人的・経済的負担を軽減する．
5）一般に公開し，医療従事者間や医療を受ける側との相互理解に役立てる．

2．作成の基本方針

1）本ガイドラインはエビデンスに基づいた現時点における適切な予防・診断と適正な治療法の適応を示すものとする．
2）記述は可能な限りエビデンスに基づくことを原則とするが，エビデンスに乏しい分野では，従来の治療成績や理論的な根拠に基づいて注釈をつけた上で記述してもよい．
3）日常診療における推奨すべき予防・診断と治療法をエビデンスに基づいて検証することを原則とするが，評価が定まっていない，あるいはまだ普及していないが有望な治療法について注釈をつけて記載してもよい．

3．ガイドラインの利用

1）運動器疾患を診療する際には，このガイドラインに準拠し適正な予防・診断・治療を行うことを推奨する．
2）本ガイドラインは一般的な記述であり，個々のケースに短絡的に当てはめてはならない．
3）診療方針の決定は医師および患者のインフォームド・コンセントの形成の上で行われるべきであり，特に本ガイドラインに記載のない，あるいは推奨されていない治療を行う際は十分な説明を行い，同意を得る必要がある．
4）本ガイドラインの一部を学会方針のごとく引用し，裁判・訴訟に用いることは本ガイドラインの主旨ではない．

4．ガイドライン普及のための工夫

1）本ガイドラインは書籍として出版する．
2）本ガイドラインは関係各ホームページに掲載する．
　　例）日本整形外科学会，日本医療機能評価機構（Minds），各関係学会・研究会

5．改　訂

　本ガイドラインは，運動器疾患診療の新たなエビデンスの蓄積に伴い随時改訂を行う．

序文

　原発性悪性骨腫瘍の発生頻度はまれで，希少がんとされるが多くのがん種がある．骨肉腫や Ewing 肉腫は悪性度が高く高率に肺転移を生じるため薬物療法が必要であるが，一方で軟骨肉腫や脊索腫には有効な薬物療法がないなど，病態は病理組織型により様々である．さらに，外科治療に際しては運動機能を考慮する必要があり，病理組織診断，発生部位，進行度などから症例ごとに適正な治療が選択される．

　原発性悪性骨腫瘍の診療については，『小児がん診療ガイドライン』（日本小児血液・がん学会，2016年）に骨肉腫と Ewing 肉腫が Clinical Question（CQ）の形式で掲載されているが，現在のところ，原発性悪性骨腫瘍全般について診療の指針となるガイドラインはなく，日本整形外科学会診療ガイドライン委員会が主体となり原発性悪性骨腫瘍診療ガイドライン策定委員会が設立され，診療にかかわる医療関係者を対象に，原発性悪性骨腫瘍における診療の基本概念と診断と治療に関する指針の提供を目的としてガイドラインを作成することとなった．

　ガイドライン作成にあたり，骨・軟部腫瘍診療の第一線に従事する整形外科専門医のなかから，策定委員およびシステマティックレビュー委員を地域などに偏りがないよう日本整形外科学会骨・軟部腫瘍委員会で選出した．また，集学的治療の必要性から，骨・軟部腫瘍を専門とする小児科，放射線科，病理診断科の先生方にも策定委員会，システマティックレビューチームに加わっていただき，策定委員会18名，システマティックレビューチーム54名からなる体制で作成作業を行った．ガイドラインの策定は，『Minds 診療ガイドライン作成の手引き2014』および『Minds 診療ガイドライン作成マニュアル2017』に準拠して行った．

　本ガイドラインでは，原発性悪性骨腫瘍の分類・病期 / 疫学 / 臨床的特徴 / 薬物療法については，疾患トピックの基本的特徴として解説した．原発性悪性骨腫瘍の診療において重要な臨床課題として，診断，手術，放射線治療について，さらに中間群を含め主な腫瘍として骨肉腫，Ewing 肉腫，骨内異型軟骨腫瘍，軟骨肉腫，脊索腫，骨巨細胞腫，骨肉腫の肺転移の治療について22の CQ を選定した．選定した CQ に対し可能な限りのエビデンスを集積し推奨度を決定する作業を行った．なお，エビデンスの集積と推奨作成の過程で標準的との結論になった CQ は Background Question（BQ 1 ～ 5）に変更し，推奨文の代替として要約を付けた．また，十分なエビデンスは得られなかったが重要課題で今後の研究が期待される CQ は Future Research Question（FRQ 1 ～ 3）に変更し，最終的に25の Question を掲載した．

　原発性悪性骨腫瘍は希少がんであり，その診療には十分な知識と経験を有する医療従事者による集学的治療が必要である．したがって，原発性悪性骨腫瘍が疑われるときには速やかに専門医による診療が推奨される．本ガイドラインが，原発性悪性骨腫瘍の診療に関わる医療従事者の一助となり，患者とその家族との相互理解に役立つことを希望する．

　最後に，本ガイドラインの作成にご尽力いただいた策定委員会，システマティックレビューチームの先生方に心より感謝の意を表します．

2022 年 1 月

日本整形外科学会
原発性悪性骨腫瘍診療ガイドライン策定委員会
委員長　土谷　一晃

目　次

前　文

1. 作成組織・作成経過

A. 作成組織
ii～ivページを参照.

B. 作成経過
1) 作成方針
　本ガイドラインは，原発性悪性骨腫瘍の診療にかかわる医療関係者を対象に，患者アウトカムの改善を目的として，現在までに得られているエビデンスに基づいて原発性悪性骨腫瘍の診療の基本概念と診断と治療に関する指針を提供することを目的に作成する.

2) 使用上の注意
　原発性悪性骨腫瘍の発生はまれであるが，病態は組織型により様々であり，発生部位，進行度などから症例ごとに適正な治療が必要とされる．したがって，原発性悪性骨腫瘍の診療は，十分な知識と経験を有する専門医を中心とした集学的治療が行われるべきであり，原発性悪性骨腫瘍が疑われるときには速やかに専門医での診療が強く推奨される．原発性悪性骨腫瘍の治療については，本ガイドラインに沿った治療とはいえ非専門医による安易な診療を推奨するものではない．専門医については日本整形外科学会の「骨・軟部腫瘍相談コーナー」(https://www.joa.or.jp/public/bone)，あるいは，国立がん研究センターがん情報サービス (https://hospdb.ganjoho.jp/rarespecialhosp) などを参考にしていただきたい.

　また，本ガイドラインは現在までに得られたエビデンスとその評価に基づく診療の推奨であるが，原発性悪性骨腫瘍は希少がんゆえ，ランダム化比較試験に基づくようなエビデンスは少なく，推奨がすべての患者に適用されるものではない．原発性悪性骨腫瘍患者の実際の診療では，本ガイドラインを参考資料として，症例ごとに病理組織診断，進行度などから，患者と相互理解を得たうえで，適正な治療を選択すべきである.

3) 利益相反
　日本整形外科学会利益相反委員会が求める開示項目に従い，ガイドライン策定委員の利益相反について下記に集約した.
策定委員の COI 開示
江原　茂　：金原出版株式会社
小田　義直：株式会社ピーシーエルジャパン，株式会社エスアールエル，株式会社臨床病態医学研究所，地方独立行政法人福岡市立病院機構，一般社団法人福岡市医師会，独立行政法人国立病院機構福岡東医療センター，株式会社キューリンパーセル，医療法人健寿会黒木病院，社会医療法人社団至誠会木村病院，公益社団法人福岡医療団千鳥橋病院
川井　章　：タカラバイオ株式会社，大鵬薬品工業株式会社，日本イーライリリー株式会社，第一三共株式会社，公益社団法人日本整形外科学会（プロジェクト研究助成金）

1

河野　博隆：塩野義製薬株式会社，京セラ株式会社，第一三共株式会社，久光製薬株式会社，旭化成株式会社，帝人株式会社，ジンマーバイオメット合同会社，ジョンソン・エンド・ジョンソン株式会社，株式会社ピーター・ブレーム・ジャパン，スミスアンドネフュー株式会社，日本ストライカー株式会社，公益社団法人日本整形外科学会（プロジェクト研究助成金），中富健康科学振興財団

西田　佳弘：小野薬品株式会社

播广谷勝三：第一三共株式会社，グローバスメディカル株式会社

山口　岳彦：株式会社昭和バイオサイエンス

山本　哲司：旭化成ファーマ株式会社，ジョンソン・エンド・ジョンソン株式会社

さらに，ガイドライン策定委員会は，原発性悪性骨腫瘍の診療にかかわる幅広い学会の協力により委員会を構成し意見の偏りを防いだ．

4）作成資金

本ガイドラインの作成に要した資金はすべて日本整形外科学会の予算から支出されたものであり，その他の組織，企業からの支援は受けていない．本ガイドラインの推奨などの内容は，科学的根拠に基づくものであり，最終的な推奨については資金提供者である日本整形外科学会の影響が及ぶものではない．

5）作成工程

作成手順を図1に示す．まず，骨・軟部腫瘍を専門とする整形外科，放射線科，小児科，病理診断科からなる18名の策定委員によって原発性悪性骨腫瘍の診療アルゴリズム（図2）における

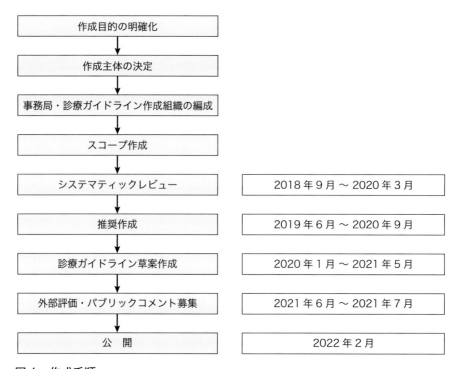

図1　作成手順

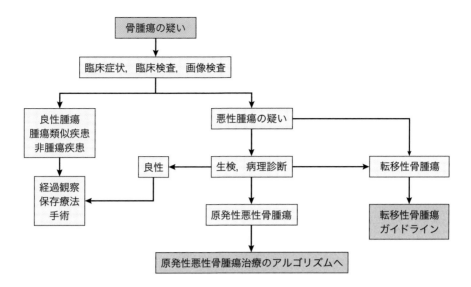

図 2-a　原発性悪性骨腫瘍診断のアルゴリズム

原発性悪性骨腫瘍は希少がんであり，原発性悪性骨腫瘍の診療は十分な知識と経験を有する医療従事者による集学的治療が必要であり，原発性悪性骨腫瘍が疑われるときには速やかに専門医による診療が推奨される.

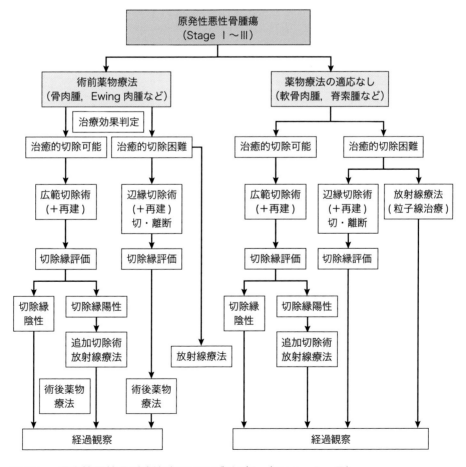

図 2-b　原発性悪性骨腫瘍治療のアルゴリズム（stage Ⅰ～Ⅲ）

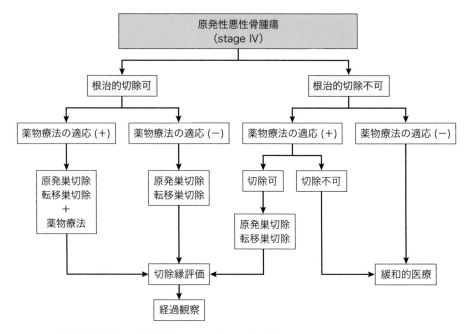

図 2-c　原発性悪性骨腫瘍治療のアルゴリズム（stage Ⅳ）
　　　　（標準的治療法は確立されていない）

16 の重要臨床課題を検討した．原発性悪性骨腫瘍の分類・病期 / 疫学 / 臨床的特徴 / 薬物療法については疾患トピックの基本的特徴としてはじめに解説した．原発性悪性骨腫瘍の診療において重要な臨床課題として，診断，手術，放射線治療について，さらに中間群を含め主な腫瘍として骨肉腫，Ewing 肉腫，骨内異型軟骨腫瘍，軟骨肉腫，脊索腫，骨巨細胞腫，骨肉腫の肺転移の治療について 22 の Clinical Question（CQ）を選定した．選定した CQ に対して可能な限りのエビデンスを集積し推奨度を決定する作業を行った．CQ の作成方法は「Minds 診療ガイドライン作成マニュアル 2017」に準拠し，複数の診療的な介入について結果の優劣について問う PICO（Patient, Intervention, Comparison, Outcome）形式を用いた．なお，エビデンス集積と推奨作成の過程で標準的との結論になった CQ は Background Question（BQ 1 ～ 5）に変更し，推奨文の代替として要約を付けた．また，今回十分なエビデンスは得られなかったが重要な課題で今後の研究が期待される CQ は Future Research Question（FRQ 1 ～ 3）に変更し，最終的に 25 の Question を掲載した．

　a．文献検索

　文献検索にあたっては，巻末に示した検索式を用いて，Cochrane, MEDLINE, 医中誌の検索データベースより 2020 年 8 月までに報告された文献の検索を行い，9,846 論文が抽出された．一次スクリーニングでは，タイトルおよび抄録から CQ に合致していないものを除外し 1,357 論文が選択された．二次スクリーニングでは，532 論文のフルテキストより各 CQ で採用された評価項目のいずれにも該当しない論文を除外し，最終的に 417 論文が採択され構造化抄録が作成された．採択された論文以外で重要と判断されるものについては，各委員のハンドサーチによる 154 論文の追加が提案され，委員長および策定委員会の判断により追加・承認された．なお，2020 年の WHO 分類でgrade 1 軟骨肉腫は骨内異型軟骨腫瘍に名称が変更されたが，CQ 18 では grade 1 軟骨肉腫で検索し採択された文献を用いてエビデンスの抽出と評価を行った．

表1　エビデンスの強さ

- □　A（強い）：効果の推定値に強く確信がある
- □　B（中程度）：効果の推定値に中程度の確信がある
- □　C（弱い）：効果の推定値に対する確信は限定的である
- □　D（非常に弱い）：効果の推定値がほとんど確信できない

表2　推奨の強さ

- □　1（強い）：「行うこと」または「行わないこと」を推奨する
- □　2（弱い）：「行うこと」または「行わないこと」を提案する

　エビデンスの評価は『Minds 診療ガイドライン作成マニュアル 2017』に準じて行った．選択された文献をアウトカムごとに横断的に評価し，バイアスリスク，非直接性，非一貫性，不精確，出版バイアスなどを評価し「エビデンス総体」を決定した．エビデンス総体のエビデンスの強さの評価と定義は表1に従って決定した．二次スクリーニングおよび評価シート作成はシステマティックレビューチームが行った．

b．推奨作成

　各 CQ に対する推奨文は，システマティックレビューチームが作成したエビデンス総体の評価をもとに，ガイドライン策定委員が原案を作成し，益と害のバランス，患者の価値観，負担，コストなどを考慮し，策定委員会で議論し作成した．推奨について，特定の介入の実施／非実施が問題となっている場合は「行うことを推奨する」，もしくは「行わないことを推奨する」の表現を基本とし，推奨の強さの順に，表2のごとく，1.「行うこと」または「行わないこと」を推奨する．2.「行うこと」または「行わないこと」を提案するとした．推奨の強さは，委員会メンバーによる投票（GRADE grid）により決定した．投票者の7割以上の同意をもって全体の意見（推奨決定）としたが，7割以上の同意が得られなかった場合は，投票結果を示したうえで十分な討論を行ったのち，再投票を行い決定した．

c．外部評価

　本診療ガイドラインの草案を各協力学会のウェブサイトで公開し，パブリックコメントを募集した．収集されたコメントについては委員会を開催して協議・検討を行い，原稿に加筆・修正した．なお，パブリックコメントは以下の学会に依頼した．

- ・日本整形外科学会（募集期間：2021 年 6 月 24 日～同年 7 月 24 日）
- ・日本癌治療学会（同：2021 年 7 月 6 日～同年 7 月 24 日）
- ・日本病理学会（同：2021 年 6 月 4 日～同年 7 月 15 日）
- ・日本臨床腫瘍学会（同：2021 年 6 月 15 日～同年 7 月 15 日）
- ・日本小児血液・がん学会（同：2021 年 6 月 8 日～同年 7 月 15 日）
- ・日本医学放射線学会（同：2021 年 6 月 4 日～同年 7 月 15 日）
- ・日本放射線腫瘍学会（同：2021 年 7 月 13 日～同年 7 月 24 日）

疾患トピックの基本的特徴

I. 分類

1. WHO 分類

　骨腫瘍の病理組織分類で一般的に使用されている分類は WHO 分類である. 2013 年の WHO 分類[1] から軟部腫瘍の分類にならって良性と悪性の中間群腫瘍の概念が導入された. 中間群腫瘍は局所破壊性に再発を繰り返す locally aggressive と, まれに遠隔転移をきたす rarely metastasizing に分けられ, 従来腫瘍類似病変とされてきた線維性骨異形成 (fibrous dysplasia) や動脈瘤様骨嚢腫 (aneurysmal bone cyst) などは特異的な遺伝子異常を有することから腫瘍として取り扱われるようになった. 2020 年に改訂された WHO 分類では[2], 良性・中間群腫瘍 (locally aggressive・rarely metastasizing)・悪性の 4 カテゴリーでの分類は継承されている. 2013 年分類の大分類では "筋原性腫瘍 (myogenic tumours)"・"脂肪性腫瘍 (lipogenic tumours)"・"性質が不確定な腫瘍群 (tumors of undefined neoplastic nature)" に分類されていた腫瘍が 2020 年分類では "その他の骨間葉系腫瘍 (other mesenchymal tumours)" にまとめられた. 詳細な変更点としては中間群腫瘍 (rarely metastasizing) に分類されていた軟骨芽細胞腫および中間群腫瘍 (locally aggressive) であった軟骨粘液線維腫 (chondromyxoid fibroma) と動脈瘤様骨嚢腫が臨床学的知見から良性に分類された. 従来別のカテゴリーであった非骨化性線維腫 (non-ossifying fibroma) や動脈瘤骨嚢腫が骨巨細胞腫 (giant cell tumour) と同じ "富破骨細胞性巨細胞腫瘍 (osteoclastic giant cell rich tumours)" に編入された. 従来 "富破骨細胞性巨細胞腫瘍" のカテゴリーであった小骨発生巨細胞病変 [giant cell lesion of small bone (giant cell reparative granuloma)] に相当する病変が動脈瘤様骨嚢腫に編入された. また, 2013 年の分類で軟骨肉腫 (chondrosarcoma) (grade 1) は異型軟骨腫瘍 (atypical cartilaginous tumours) という名称が同時に使用された. さらには 2020 年の分類では軟部腫瘍の異型脂肪腫様腫瘍 (atypical lipomatous tumours) [四肢]/ 高分化脂肪肉腫 (well-differentiated liposarcoma) [後腹膜] に倣い, 長管骨や短管骨のような四肢骨に発生した従来の軟骨肉腫 grade 1 に相当する腫瘍は異型軟骨腫瘍 (中間群腫瘍), 骨盤, 肩甲骨, 頭蓋骨のような扁平骨に発生した腫瘍は軟骨肉腫 grade 1 (chondrosarcoma grade 1) [悪性] と呼ぶこととなった. 滑膜軟骨腫症 (chondromatosis) は良性に分類されていたが中間群腫瘍 (locally aggressive) に分類された. 2020 年分類で新しく記載された線維性骨異形成様アダマンチノーマ (osteofibrous dysplasia-like adamantinoma) はアダマンチノーマ (adamantinoma) に転化をきたすことがあることから中間群腫瘍 (locally aggressive) に分類された. さらに骨肉腫 (osteosarcoma) の独立した組織型とされていた血管拡張型骨肉腫 (telangiectatic osteosarcoma) や小細胞型骨肉腫 (small cell osteosarcoma) は骨肉腫 (osteosarcoma, NOS) という大きなカテゴリーにまとめられ, 亜型として名称だけが残っている. 通常型骨肉腫 (conventional osteosarcoma) も骨肉腫 (osteosarcoma, NOS) のなかに編入され, 骨芽細胞型 (osteoblastic), 軟骨芽細胞型 (chondroblastic), 線維芽細胞型 (fibroblastic) の亜型は 2020 年分類では削除され, 用語として残るのみとなった. 脊索腫 (chordoma) では低分化脊索腫 (poorly differentiated chordoma) が新しい疾患概念として提唱

され，基本的には小児や若年者に多く SMARCB1/INI1 発現の欠失を認める．また脱分化型脊索腫（dedifferentiated chordoma）が独立した組織型となっている．従来記載のなかった線維性軟骨間葉腫（fibrous cartilaginous mesenchymoma）は間葉腫（mesenchymoma, NOS）という名称でその他の骨間葉系腫瘍に入れられた．また，造血器腫瘍の分類ではリンパ腫の分類が詳細となり，ランゲルハンス細胞組織球症（Langerhans cell histiocytosis）は以前，線維性骨異形成や動脈瘤様骨嚢腫と同じ分類であったが，本改訂からは造血器腫瘍の分類となった．骨腫瘍・軟部腫瘍ともに記載のあった古典的 Ewing 肉腫や Ewing ファミリー肉腫は分子遺伝子学的研究の発展から *CIC* や *BCOR* 遺伝子再構成などの新たな遺伝子異常を有する円形細胞肉腫が特定され，骨腫瘍・軟部腫瘍から独立した疾患分類となる骨軟部組織発生未分化小円形細胞肉腫に分類されるようになった．

表1に2020年 WHO 分類に基づいた分類を提示し，従来との変更点を色文字で示す．

2．病期分類

現在，わが国で広く用いられている原発性悪性骨腫瘍の病期分類には，Union for International Cancer Control（UICC）system [3]，American Joint Committee on Cancer（AJCC）system [4] による TNM 病期分類と Surgical Staging System [5] との2種類がある．UICC TNM 病期分類は悪性リンパ腫・多発性骨髄腫・表在性/傍骨性骨肉腫・傍骨性軟骨肉腫を除く，すべての原発性悪性骨腫瘍に適用される．AJCC TNM 病期分類は悪性リンパ腫・多発性骨髄腫を除く，すべての原発性悪性骨腫瘍に適用される．いずれの TNM 病期分類も骨腫瘍の大きさ，広がり（T）・所属リンパ節転移の有無（N）・遠隔転移の有無（M）・2段階分類による組織学的悪性度分類（G）によって進行度が分けられる．病期分類（stage）は四肢，体幹，頭蓋骨，顔面骨発生の原発性悪性骨腫瘍に適用され，脊椎・骨盤原発の腫瘍には適用されない．UICC TNM system と AJCC TNM system の内容は連携しており（表2），両者ともに最新版は第8版である．一方で，Surgical Staging System は腫瘍の大きさが評価項目になく腫瘍の局在（区画内外）・組織学的悪性度・転移の有無で stage ⅠA からⅢまで分類される（表3）．

文献

1) World Health Organization classification of tumours editorial board. World Health Organization Classification of Tumours, 4th Ed, Soft Tissue and Bone Tumours, Fletcher CDM, Bridge JA, Hogendoorn PCW, et al (eds), IARC Press, Lyon, 2013.
2) World Health Organization classification of tumours editorial board. World Health Organization Classification of Tumours, 5th Ed, Soft Tissue and Bone Tumours, 2020.
3) International Union Against Cancer. TNM Classification of Malignant Tumors, 8th Ed, Brierley JD, Gospodarowicz MK, Wittekind C (eds), Wiley-Blackwell, New Jersey, 2017.
4) AJCC Cancer Staging Manual, 8th Ed, Amin MB, et al (eds), Springer, Switzerland, 2017.
5) Enneking WF, et al. Clin Orthop Relat Res 1980; **153**: 106-120.

表1 WHO分類（第5版）

a. 骨腫瘍 bone tumours
1. 軟骨形成性腫瘍 chondrogenic tumours
良性 benign
爪下外骨腫 subungual exostosis
傍骨性骨軟骨異型増生 bizarre parosteal osteochondromatous proliferation
骨膜性軟骨腫 periosteal chondroma
内軟骨腫 enchondroma
骨軟骨腫 osteochondroma
軟骨芽細胞腫 chondroblastoma, NOS
軟骨粘液線維腫 chondromyxoid fibroma
骨軟骨粘液腫 osteochondromyxoma
中間群（局所侵襲性）intermediate（locally aggressive）
軟骨腫症 chondromatosis, NOS
骨内異型軟骨腫瘍 central atypical cartilaginous tumour
二次性骨表在性異型軟骨腫瘍 secondary peripheral atypical cartilaginous tumor
悪性 malignant
骨内軟骨肉腫（grade 1-3）central chondrosarcoma（grade 1-3）
二次性骨表在性軟骨肉腫（grade 1-3）secondary peripheral chondrosarcoma（grade 1-3）
骨膜性軟骨肉腫 periosteal chondrosarcoma
淡明細胞型軟骨肉腫 clear cell chondrosarcoma
間葉性軟骨肉腫 mesenchymal chondrosarcoma
脱分化型軟骨肉腫 dedifferentiated chondrosarcoma
2. 骨形成性腫瘍 osteogenic tumours
良性 benign
骨腫 osteoma, NOS
類骨骨腫 osteoid osteoma, NOS
中間群（局所侵襲性）intermediate（locally aggressive）
骨芽細胞腫 osteoblastoma, NOS
悪性 malignant
低悪性度中心型骨肉腫 low-grade central osteosarcoma
骨肉腫 osteosarcoma, NOS
通常型骨肉腫 conventional osteosarcoma
血管拡張型骨肉腫 telangiectatic osteosarcoma
小細胞型骨肉腫 small cell osteosarcoma
傍骨性骨肉腫 parosteal osteosarcoma
骨膜性骨肉腫 periosteal osteosarcoma
表在性高悪性度骨肉腫 high-grade surface osteosarcoma
二次性骨肉腫 secondary osteosarcoma
3. 線維形成性腫瘍 fibrogenic tumours
中間群（局所侵襲性）intermediate（locally aggressive）
類腱線維腫 desmoplastic fibroma
悪性 malignant
線維肉腫 fibrosarcoma, NOS
4. 脈管性腫瘍 vascular tumours of bone
良性 benign
血管腫 haemangioma, NOS
中間群（局所侵襲性）intermediate（locally aggressive）
類上皮血管腫 epithelioid haemangioma
悪性 malignant
類上皮血管内皮腫 epithelioid haemangioendothelioma, NOS
血管肉腫 angiosarcoma
5. 富破骨細胞性巨細胞腫瘍 osteoclastic giant cell rich tumours
良性 benign
動脈瘤様骨嚢腫 aneurysmal bone cyst
非骨化性線維腫 non-ossifying fibroma
中間群（局所侵襲性, 低頻度転移性）intermediate（locally aggressive, rarely metastasizing）
骨巨細胞腫 giant cell tumour of bone, NOS
悪性 malignant
悪性骨巨細胞腫 giant cell tumour of bone, malignant
6. 脊索性腫瘍 notochordal tumours
良性 benign
良性脊索細胞腫 benign notochordal tumour
悪性 malignant
脊索腫 chordoma, NOS
軟骨様脊索腫 chondroid chordoma
低分化脊索腫 poorly differentiated chordoma
脱分化型脊索腫 dedifferentiated chordoma

7. その他の骨間葉系腫瘍 other mesenchymal tumours of bone
良性 benign
胸壁軟骨間葉性過誤腫 chondromesenchymal hamartoma of chest wall
単純性骨嚢腫 simple bone cyst
線維性骨異形成 fibrous dysplasia
骨線維性異形成 osteofibrous dysplasia
脂肪腫 lipoma, NOS
褐色脂肪腫 hibernoma
中間群（局所侵襲性）intermediate（locally aggressive）
線維性骨異形成様アダマンチノーマ osteofibrous dysplasia-like adamantinoma
間葉腫 mesenchymoma（fibrocartilaginous mesenchymoma）
悪性 malignant
アダマンチノーマ adamantinoma of long bones
脱分化型アダマンチノーマ dedifferentiated ademantinoma
平滑筋肉腫 leiomyosarcoma, NOS
未分化多形肉腫 pleomorphic sarcoma, undifferentiated
骨転移 bone metastases
8. 骨造血系腫瘍 hematopoietic neoplasms of bone
骨形質細胞腫 plasmacytoma of bone
非ホジキン悪性リンパ腫 malignant lymphoma, non-Hodgkin, NOS
ホジキン病 Hodgkin disease, NOS
びまん性大細胞B細胞リンパ腫 diffuse large B-cell lymphoma, NOS
濾胞性リンパ腫 follicular lymphoma, NOS
辺縁帯B細胞リンパ腫 marginal zone B-cell lymphoma, NOS
T細胞リンパ腫 T-cell lymphoma, NOS
未分化大細胞リンパ腫 anaplastic large cell lymphoma
リンパ芽球性悪性リンパ腫 malignant lymphoma, lymphoblastic, NOS
Burkittリンパ腫 Burkitt lymphoma, NOS
ランゲルハンス細胞組織球症 Langerhans cell histiocytosis, NOS
播種性ランゲルハンス細胞組織球腫 Langerhans cell histiocytosis, disseminated
Erdheim-Chester病 Erdheim-Chester disease
Rosai-Dorfman病 Rosai-Dorfman disease

b. 骨腫瘍に関連する疾患群
骨軟部組織発生未分化小円形細胞肉腫 undifferentiated small round cell sarcomas of bone and soft tissue
Ewing肉腫 Ewing sarcoma
EWSR1-non-ETS融合遺伝子を有する円形細胞肉腫 round cell sarcoma with EWSR1-non-ETS fusions
CIC遺伝子再構成肉腫 CIC rearranged sarcoma
BCOR遺伝子異常を有する肉腫 sarcoma with BCOR genetic alterations
骨軟部組織発生遺伝性腫瘍症候群 genetic tumour syndromes of soft tissue and bone
軟骨腫症 enchondromatosis
Li-Fraumeni症候群 Li-Fraumeni syndrome
McCune-Albright症候群 McCune-Albright syndrome
多発性骨軟骨腫 multiple osteochondromas
神経線維腫症1型 neurofibromatosis type 1
Rothmund-Thomson症候群 Rothmund-Thomson syndrome
Werner症候群 Werner syndrome

表2 UICC/AJCC system TNM 分類による病期分類

a. UICC/AJCC system TNM 分類（第8版）

T- 原発腫瘍（四肢，体幹，頭蓋骨，顔面骨）	
TX	原発腫瘍の評価が不能
T0	原発腫瘍を認めない
T1	腫瘍の長径が 8cm 以下
T2	腫瘍の長径が 8cm より大きい
T3	原発巣と連続性のない同一骨内の腫瘍（原発巣から非連続性の腫瘍）

T- 原発腫瘍（脊椎）	
TX	原発腫瘍の評価が不能
T0	原発腫瘍を認めない
T1	1 つの脊椎分節 *，もしくは 2 つの近接した脊椎分節に存在する腫瘍
T2	3 つの近接した脊椎分節に存在する腫瘍
T3	4 つの近接した脊椎分節に存在する腫瘍
T4a	脊柱管内に進展する腫瘍
T4b	近接する血管への浸潤あるいは近接した血管内の腫瘍血栓を認める

T- 原発腫瘍（骨盤）	
TX	原発腫瘍の評価が不能
T0	原発腫瘍を認めない
T1a	骨外進展なく，1 つの骨盤区分 ** 内に納まり腫瘍の長径が 8cm 以下
T1b	骨外進展なく，1 つの骨盤区分内に納まり腫瘍の長径が 8cm より大きい
T2a	骨外進展を伴い，1 つの骨盤区分内に納まる腫瘍，もしくは骨外進展なく，2 つの骨盤区分内に広がり腫瘍の長径が 8cm 以下
T2b	骨外進展を伴い，1 つの骨盤区分内に納まる腫瘍，もしくは骨外進展なく，2 つの骨盤区分内に広がり腫瘍の長径が 8cm より大きい
T3a	骨外進展を伴い，2 つの骨盤区分に広がり腫瘍の長径が 8cm 以下
T3b	骨外進展を伴い，2 つの骨盤区分に広がり腫瘍の長径が 8cm より大きい
T4a	腫瘍が 3 つの骨盤区分に広がるあるいは仙腸関節にまたがり，内側の仙腸骨神経孔に進展する
T4b	腫瘍による外腸骨動静脈の圧排，もしくは主要骨盤血管の大きな腫瘍血栓を認める

N- 所属リンパ節	
NX	所属リンパ節の評価が不能（臨床的にリンパ節転移が明らかでない時は N0 とする）
N0	所属リンパ節転移なし
N1	所属リンパ節転移あり

M- 遠隔転移	
M0	遠隔転移なし
M1 　M1a 　M1b	遠隔転移あり 　肺転移あり 　他部位への転移あり

* 脊椎分節とは右椎弓根（right pedicle），右椎体（right body），左椎体（left pedicle），左椎弓根（left pedicle），後方要素（posterior element）の 5 つの領域を示す.
** 骨盤区分（pelvic segment）とは，仙骨（sacrum），腸骨翼（iliac wing），寛骨臼周囲（acetabulum/periacetabulum），恥骨枝 / 恥骨結合および坐骨（pubic rami, symphysis and ischium）の 4 つに分割した領域を指す.

b. UICC/AJCC prognostic stage groups（四肢，体幹，頭蓋骨，顔面骨）

病期	T	N	M	組織学的悪性度
I A	T1	N0	M0	G1 or GX
I B	T2 or T3	N0	M0	G1 or GX
II A	T1	N0	M0	G2 or G3
II B	T2	N0	M0	G2 or G3
III	T3	N0	M0	G2 or G3
IV A	Any T	N0	M1a	Any grade
IV B	Any T	N1	Any M	Any grade
	Any T	Any N	M1b	Any grade

＊脊椎と骨盤には prognostic stage group は適用されない.

c. UICC/AJCC histological grade

G	定義
GX	組織学的悪性度の検定が不能
G1	高分化型腫瘍，低悪性度
G2	中分化型腫瘍，高悪性度
G3	低分化型腫瘍，高悪性度

表3　Surgical Staging System

病期	腫瘍の局在	組織学的悪性度	遠隔転移
ⅠA	区画内	低悪性度	なし
ⅠB	区画外	低悪性度	なし
ⅡA	区画内	高悪性度	なし
ⅡB	区画外	高悪性度	なし
Ⅲ	Any	Any	あり

II．疫学（組織型と頻度，発生部位）

1．組織型

　腫瘍の分化あるいは特徴的な組織所見により組織型は分類されてきたが，近年は形態所見に加え遺伝子異常も組織分類の重要な要素になり，遺伝子異常による腫瘍群が確立されている．前項で記載されたように WHO（2020 年）骨腫瘍分類では，1．軟骨形成性腫瘍（chondrogenic tumours），2．骨形成性腫瘍（osteogenic tumours），3．線維形成性腫瘍（fibrogenic tumours），4．脈管性腫瘍（vascular tumours of bone），5．富破骨細胞性巨細胞腫瘍（osteoclastic giant cell rich tumours），6．脊索性腫瘍（notochordal tumours），7．その他の骨間葉系腫瘍（other mesenchymal tumours of bone），8．骨造血系腫瘍（haematopoietic neoplasms of bone）に分類されている[1]．5．を除く腫瘍群は腫瘍の分化により分類され，5．は多数の破骨型多核巨細胞が出現するという形態学的特徴により分類されている．以前から知られていた Ewing 肉腫に関しては，2020 年版 WHO 分類にて骨軟部組織発生未分化小円形細胞肉腫（undifferentiated small round cell sarcomas of bone and soft tissue）として独立した骨軟部腫瘍分類が新設され，共通の遺伝子異常により 4 群に細分類された．前述したように，最新の骨腫瘍分類には古典的な形態所見による腫瘍分類に加え遺伝子異常に基づく分類も加味されるようになった．そのため，同じ腫瘍名であっても論文が書かれた年代により概念が異なることや，腫瘍名が変更されることがある．本ガイドラインで引用された論文でも，論文が作成された年代により対象腫瘍の概念が異なる可能性があるため，過去の同名腫瘍に関する論文を現在の名称の腫瘍論文と単純に比較することはできない．そこで，そのような可能性のある異型軟骨腫瘍（atypical cartilaginous tumour），Ewing 肉腫（Ewing sarcoma），未分化多形肉腫（undifferentiated pleomorphic sarcoma）に関して簡単に触れる．

a．異型軟骨腫瘍

　2013 年 WHO 骨腫瘍分類以降，四肢に発生する軟骨肉腫 grade 1 を異型軟骨腫瘍と命名し，悪性度を intermediate, locally aggressive とする変更があった[1, 2]．体幹部に発生した軟骨肉腫 grade 1 は従来どおり軟骨肉腫と表記される．軟骨肉腫は grade 1 〜 3 に分類され，軟骨肉腫 grade 1 の組織所見は内軟骨腫に類似することから鑑別診断に難渋することも多い．そのため，鑑別困難な軟骨病変に対して grade one half という呼び名も使われたこともある．鑑別診断の困難さの一因として，内軟骨腫と軟骨肉腫 grade 1 の組織学的鑑別基準が病変の発生部位により異なるという特殊事情がある．手足の小管骨に発生した内軟骨腫は四肢の大長管骨や中心骨に発生した軟骨肉腫 grade 1 相当の異型を示すとされてきた．そのため四肢に発生した軟骨性腫瘍は同じ組織所見であっても部位によって内軟骨腫と軟骨肉腫 grade 1 の診断がなされてきた経緯がある．骨内に発生する内軟骨腫も軟骨肉腫 grade 1 はどちらも IDH1/IDH2 遺伝子変異を有し，分子病理学的鑑別の指標がない．四肢発生軟骨肉腫 grade 1 は予後が極めて良好で遠隔転移をほとんど生じないことから，異型軟骨腫瘍，intermediate という概念が新設された．体幹部発生の軟骨肉腫，grade 1 はその発生部位ゆえに四肢発生例より再発率が高く予後もやや不良であることから軟骨肉腫，grade 1，malignant という分類になった．

b．Ewing 肉腫

　1921 年に Ewing により "diffuse endothelioma of bone" が発表されて以降 1980 年頃までは，骨に発生した円形細胞肉腫という概念であった．1978 年に腫瘍細胞が大型の円形細胞肉腫が報告され，large cell あるいは atypical Ewing sarcoma と呼ばれるようになった．1979 年には Askin 腫瘍が報告され，免疫染色の普及とともに primitive neuroectodermal tumour（PNET）という概念

が生まれ，Ewing 肉腫の一部は PNET と考えられるようになった．1990 年代になると，Ewing 肉腫と PNET の両腫瘍に *EWSR1* 遺伝子を含む融合遺伝子が次々と報告され，それらの多くの対立融合遺伝子が ETS family に含まれることから，2002 年版 WHO 骨腫瘍分類では，そのような円形細胞肉腫に Ewing ファミリー腫瘍（Ewing family of tumours）という名称が与えられた[2]．2013 年 WHO 分類では，ETS family に含まれない融合遺伝子を有する円形細胞肉腫を Ewing 様肉腫（Ewing-like sarcoma）と呼ぶようになった．その後，*CIC* 遺伝子再構成や *BCOR* 遺伝子異常を有する新たな円形細胞肉腫の概念が確立されたことにより，2020 年 WHO 分類では *EWSR1* 遺伝子を代表とする FET family と ETS family に属する遺伝子から形成される融合遺伝子を有する腫瘍を Ewing 肉腫，FET family と非 ETS family 遺伝子による融合遺伝子を有する円形細胞肉腫を *EWSR1*-non-ETS 融合遺伝子を有する円形細胞肉腫（round cell sarcoma with *EWSR1*-non-ETS fusions），*CIC* 遺伝子を含む融合遺伝子を有する円形細胞肉腫を *CIC* 遺伝子再構成肉腫（CIC-rearranged sarcoma），*BCOR* 遺伝子異常を有する円形細胞肉腫を *BCOR* 遺伝子異常を有する肉腫（sarcoma with *BCOR* genetic alterations）と再定義された[1]．

c．未分化多形肉腫

かつて悪性線維性組織球腫（malignant fibrous histiocytoma：MFH）とされていた腫瘍は，その後の免疫染色や分子病理学的研究の発達に伴い，様々な低分化肉腫や肉腫様癌の骨転移が含まれていることが示唆され，それらを除いた肉腫も組織球の分化を示さないことが明らかとなった．そのため，分化傾向の不明な骨原発性多形肉腫を 2013 年 WHO 分類では未分化高悪性度多形肉腫（undifferentiated high-grade pleomorphic sarcoma）と再定義し，2020 年 WHO 分類では未分化多形肉腫と名称の変更が行われた[1,2]．

2．頻度と発生年齢

原発性悪性骨腫瘍の発生頻度は極めて低く，全腫瘍の 0.2％に過ぎず，軟部腫瘍の約 1/10 の頻度とされる[3,4]．北米・欧州では人口 10 万人あたり年間 0.75 例の発生とされ，すべての悪性骨腫瘍は希少がんに相当する．腫瘍別頻度では，骨肉腫が最も高く 35.7％を占め，次いで軟骨肉腫が 27.3％，Ewing 肉腫が 13.5％，脊索腫が 7.7％と続く[5]．日本の骨腫瘍登録（2006 ～ 2015 年）では，骨肉腫が 34％，軟骨肉腫が 21％，形質細胞腫と悪性リンパ腫がそれぞれ 11％，Ewing 肉腫が 6％，脊索腫と未分化多形肉腫がそれぞれ 5％となっている（図 1）[6]．原発性悪性骨腫瘍のなかで最も頻度の高い骨肉腫は，人口 10 万人あたり年間 0.44 例発症するとされる．日本の骨腫瘍登録（2006 ～ 2015 年）の悪性骨腫瘍の年齢分布をみると，小児から若年成人と中高年者に好発する 2 つのグループがある（図 2）．骨肉腫と Ewing 肉腫が小児から若年成人に好発し，軟骨肉腫，骨髄腫，悪性リンパ腫，脊索腫，未分化多形肉腫は中高年者に好発する．最も頻度の高い骨肉腫は 10 ～ 25 歳に好発し，以後も 80 歳まで一定の発生がみられ，人口 10 万人あたりに補正した年齢調整罹患率では，60 ～ 80 歳代にかけて再びピークを形成する．Ewing 肉腫は 5 ～ 20 歳に好発し，それ以降の年代の発生は極めてまれである．一方，軟骨肉腫は 30 歳代から，骨髄腫，悪性リンパ腫，脊索腫，未分化多形肉腫は 50 歳代から増加し 60 歳代でピークに達する．なお，骨髄腫と悪性リンパ腫の発生頻度は，統計の対象が整形外科あるいは骨軟部腫瘍科受診例数のため，実際の発生頻度はより高いと推測される．中間群に分類される骨巨細胞腫（giant cell tumour of bone）の多くは骨端線閉鎖後に発生する．

3．発生部位

骨腫瘍は種類により発生部位に特徴がある．骨は，解剖学的に長管骨，扁平骨，小管骨に分類され，

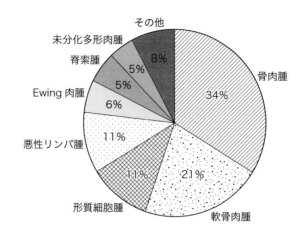

図1　原発性悪性骨腫瘍の腫瘍別頻度（2006〜2015年）
（平成27年度全国骨腫瘍登録一覧表．日本整形外科学会 骨・軟部腫瘍委員会／国立がん研究センター（編），2015.[6]より引用）

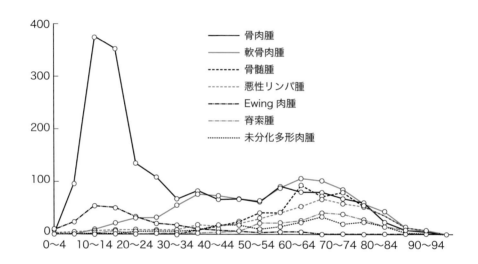

図2　原発性悪性骨腫瘍の年齢分布（2006〜2015年）
（平成27年度全国骨腫瘍登録一覧表．日本整形外科学会 骨・軟部腫瘍委員会／国立がん研究センター（編），2015.[6]より引用）

長管骨はさらに骨端部，骨幹端部，骨幹部骨に細分される．また腫瘍の存在部位により，骨内では中心性あるいは偏心性，皮質骨内，骨表在性（骨膜性あるいは傍骨性），骨外性に分類される．骨肉腫は四肢長管骨の骨幹端部や骨盤に好発し，特に膝関節近傍の大腿骨遠位，脛骨近位，上腕骨近位に多い．軟骨肉腫は四肢長管骨の骨幹端部〜骨幹部や骨盤，胸郭を構成する肋骨，胸骨に好発する．淡明細胞軟骨肉腫のみ長管骨の骨端部に好発する．Ewing肉腫は四肢長管骨骨幹部や骨盤に好発する．脊索腫はほぼ例外なく中心骨に発生し，仙骨・尾骨，斜台に多く，次いで頚椎椎体，腰椎椎体に生じる．アダマンチノーマは脛骨骨幹部の骨皮質内にほぼ限局して発生し，まれに腓骨にも生じる．悪性血管性腫瘍は下肢の長管骨や足趾骨に好発し，複数骨に発生することが多い．原発性未分化多形肉腫の発生部位は骨肉腫に準じ，二次性未分化多形肉腫は先行病変の好発部位や放射

線照射野に一致して発生する．骨巨細胞腫は四肢長管骨の骨端部～骨幹端部に偏心性に発生し，大腿骨遠位，脛骨近位，橈骨遠位に多く，仙骨も好発部位のひとつである．骨髄腫は脊椎椎体をはじめとする体幹骨と頭蓋骨，四肢近位骨に好発する．非 Hodgkin リンパ腫は脊椎，骨盤，四肢近位骨骨幹部に多い．傍骨性に発生する悪性骨腫瘍には，傍骨性骨肉腫，骨膜性骨肉腫，高悪性表在性骨肉腫，骨軟骨腫から発生する末梢型軟骨肉腫や末梢型脱分化軟骨肉腫，あるいは骨膜性軟骨肉腫がある．

文献

1) World Health Organization classification of tumours editorial board. World Health Organization Classification of Tumours, 5th Ed, Soft Tissue and Bone Tumours, 2020.
2) World Health Organization classification of tumours editorial board. World Health Organization Classification of Tumours, 4th Ed, Soft Tissue and Bone Tumours, Fletcher CDM, Bridge JA, Hogendoorn PCW, et al (eds), IARC Press, Lyon, 2013.
3) SEER Cancer Statistics Review, 1975-2008, National Cancer Institute. Howlader N, Noone AM, Krapcho M, et al (eds), Bethesda, MD, National Cancer Institute, 2011. Available at: https://seer.cancer.gov/archive/csr/1975_2008/.
4) Toro JR, et al. Int J Cancer 2006; **119**(12): 2922-2930.
5) Mukherjee D, et al. J Neurosurg Spine 2011; **14**(2): 143-150.
6) 平成 27 年度全国骨腫瘍登録一覧表．日本整形外科学会 骨・軟部腫瘍委員会 / 国立がん研究センター（編），2015.

III. 臨床症状と検査所見

1. 臨床症状

a. 疼痛

原発性悪性骨腫瘍において，疼痛が主訴となることは多く，骨肉腫において 35 〜 100％は疼痛が認められる[1〜4]．ただし，通常型骨肉腫より傍骨性骨肉腫・骨膜性骨肉腫では，疼痛が主訴となる頻度が低いとされる[2]．Ewing 肉腫において 64 〜 88％の症例で疼痛が認められる[1,5〜8]．軟骨肉腫は，骨肉腫に次いで発生頻度の高い原発性悪性骨腫瘍であるが，疼痛が主訴となることは，80 〜 95％の症例で認められる[9〜11]．疼痛の性状については，運動・負荷による疼痛より，安静時や夜間痛が原発性悪性骨腫瘍の特徴とされる[12〜14]．骨肉腫において 21 〜 37％[1〜4]，軟骨肉腫においては低悪性度（grade I）で 43 〜 60％，中・高悪性度（grade II または III）で 80％に安静時や夜間痛が認められる[9〜11,15]．一方，Ewing 肉腫において夜間痛は 19％，安静時痛は 57％に認めるという報告がある[1]．疼痛による発症と外傷の関連については，骨肉腫で 47％，Ewing 肉腫で 26％が，疼痛の自覚と外傷の機転が一致していると報告されている[1]．病的骨折は，通常型骨肉腫で 5 〜 10％[4,16〜18]，Ewing 肉腫で 5 〜 10％[18,19]，通常型軟骨肉腫で 3 〜 17％の症例で認められる．一方，淡明細胞型軟骨肉腫では 25％に病的骨折が認められたとの報告がある[9〜11]．

b. 発熱

発熱は Ewing 肉腫において 20 〜 49％に初期症状としてみられる[1,5,12]．一方，骨肉腫において発熱は 3％程度とまれである[1]．

c. 腫瘤および腫脹・関節可動域制限

腫瘤および腫脹は骨肉腫において 39 〜 93％[1,2,4]，Ewing 肉腫において 34 〜 60％[1,5,12]，軟骨肉腫において 28 〜 82％[11,13]に認められる．また，関節可動域制限は，骨肉腫において 22 〜 33％[1〜3]，Ewing 肉腫において 17％に認められる[1]．

d. その他

跛行は骨肉腫において 31 〜 67％に認められ[1,4]，Ewing 肉腫において 40％に認められたとの報告がある[1]．骨盤および脊椎発生の原発性悪性骨腫瘍では，麻痺や感覚異常などの神経症状を呈することがあり，また，腫瘍自体や神経障害による膀胱・直腸障害を認めることがある[5]．

e. 症状の持続期間

通常型骨肉腫や Ewing 肉腫の高悪性度の原発性悪性骨腫瘍では，疼痛などの症状の持続期間は，発症から医療機関受診まで数週間から 3 〜 4 ヵ月程度であることが多い[4,20]．しかし，発症から確定診断までの期間が 6 ヵ月以上経過していることもまれではなく，特に Ewing 肉腫で確定診断までの期間が長いとの報告もある[1,5,12]．一方，軟骨肉腫（grade I）などの低悪性度の原発性悪性骨腫瘍は，症状の持続期間が数ヵ月から年単位と比較的長い[11]．

2. 臨床検査所見

a. 血液学検査

原発性悪性骨腫瘍において，CRP 高値，白血球増多，赤沈亢進，貧血などが認められる[20,21]．CRP 高値は骨肉腫 17 〜 27％[22,23]，Ewing 肉腫 43 〜 45％[22,24]，軟骨肉腫 23 〜 24％[22,25]に認められる．白血球増多は骨肉腫・Ewing 肉腫 14％，軟骨肉腫 4％に，貧血は骨肉腫・Ewing 肉腫 24％，軟骨肉腫 17％に認められたと報告されている[25]．

b. 生化学検査

原発性悪性骨腫瘍において，ALP（alkaline phosphatase）および LD（lactate dehydrogenase）高値が認められる[20, 21]．ALP は骨形成性腫瘍で高値を示し，骨肉腫では 45％に ALP 高値を認めるが，小児では基準値が成人の約 1.5 〜 2 倍であり，成人と小児では基準値が異なることに注意が必要である[21, 26, 27]．LD 高値は骨肉腫 36 〜 44％[26, 28]，Ewing 肉腫 32 〜 68％[29, 30] に認められる．骨発生の造血系腫瘍において，sIL2-R（可溶性 IL-2 receptor）は，悪性リンパ腫において高値を示す[31]．また，骨髄腫では，血清中の総蛋白高値，A/G 比の低下，高カルシウム血症を認め，血清蛋白分画での M 蛋白および尿中 Bence Jones 蛋白が検出されることが多い[21, 32]．

文献

 1）Widhe B, et al. J Bone Joint Surg Am 2000; **82**(5): 667-674.
 2）Okada K, et al. J Bone Joint Surg Am 1994; **76**(3): 366-378.
 3）Nouri H, et al. J Bone Oncol 2015; **4**(4): 115-123.
 4）Pan KL, et al. J Orthop Surg (Hong Kong) 2010; **18**(1): 55-57.
 5）Maheshwari AV, et al. J Am Acad Orthop Surg 2010; **18**(2): 94-107.
 6）Pritchard DJ, et al. J Bone Joint Surg Am 1975; **57**(1): 10-16.
 7）Kransdorf MJ, et al. Semin Musculoskelet Radiol 2000; **4**(1): 113-125.
 8）Potratz J, et al. Pediatr Hematol Oncol 2012; **29**(1): 12-27.
 9）Herget GW, et al. Neoplasma 2014; **61**(4): 365-378.
10）Marco RA, et al. J Am Acad Orthop Surg 2000; **8**(5): 292-304.
11）Murphey MD, et al. Radiographics 2003; **23**(5): 1245-1278.
12）Murphey MD, et al. Radiographics 2013; **33**(3): 803-831.
13）Letson GD, et al. Orthop Clin North Am 1996; **27**(3): 431-451.
14）Simon MA, et al. J Bone Joint Surg Am 1993; **75**(4): 622-631.
15）Douis H, et al. Eur Radiol 2018; **28**(1): 398-409.
16）Jaffe N, et al. Cancer 1987; **59**(4): 701-709.
17）Sun L, et al. J Orthop Res 2015; **33**(1): 131-139.
18）Bramer JA, et al. Eur J Cancer 2007; **43**(13): 1944-1951.
19）Fuchs B, et al. Clin Orthop Relat Res 2003; (**415**): 25-30.
20）吉川秀樹．骨・軟部腫瘍および関連疾患．越智隆弘（総編集），最新整形外科学大系 第 1 版，中山書店，東京，2007．
21）整形外科・病理 悪性骨腫瘍取扱い規約 第 4 版，日本整形外科学会 骨・軟部腫瘍委員会（編），金原出版，東京，2015．
22）Nakamura T, et al. Bone Joint J 2013; **95-B**(3): 411-418.
23）Funovics PT, et al. Int Orthop 2011; **35**(10): 1529-1536.
24）Li YJ, et al. Cancer Manag Res 2017; **9**: 443-451.
25）Aggerholm-Pedersen N, et al. Transl Oncol 2016; **9**(4): 322-328.
26）Berner K, et al. Sarcoma 2015; **2015**: 516843.
27）Hao H, et al. Eur J Cancer Care (Engl) 2017; **26**(5).
28）Fu Y, et al. Medicine (Baltimore) 2018; **97**(19): e0741.
29）Bacci G, et al. Acta Oncol 2006; **45**(4): 469-475.
30）Bacci G, et al. Oncol Rep 1999; **6**(4): 807-811.
31）Chisholm KM, et al. Hum Pathol 2017; **60**: 1-10.
32）Michels TC, et al. Am Fam Physician 2017; **95**(6): 373-383.

Ⅳ. 薬物治療

National Comprehensive Cancer Network（NCCN）ガイドラインによれば，原発性悪性骨腫瘍では骨肉腫，Ewing 肉腫に対して薬物療法が標準的治療に位置づけられている[1].

骨肉腫に対する薬物療法の有効性については本ガイドライン BQ 4，CQ 10 に記述されている.

Ewing 肉腫に対する薬物療法の有効性は本ガイドライン BQ 5，CQ 11 に記述されている.

未分化多形肉腫に対する薬物療法は臨床的有効性があるとする見解があるが[1]，その有効性については明確でないという見解も存在し，明らかなエビデンスは現時点において乏しい[2].

骨肉腫，Ewing 肉腫以外の組織型の骨腫瘍に対しては，積極的な薬物療法を行うことによって抗腫瘍効果が得られるというエビデンスは乏しく，原則として十分な切除縁を確保した外科的切除術が標準治療となる[1,2].

通常型軟骨肉腫に対しては外科的切除が基本であり，多発遠隔転移を有する進行例に対する薬物療法が実臨床で施行されているが，その有効性は否定的である[3~5]. NCCN ガイドラインでは，間葉性軟骨肉腫は Ewing 肉腫に準じたレジメン，また脱分化型軟骨肉腫に対しては骨肉腫に準じたレジメンが記載されている[1]. 間葉性軟骨肉腫に関しては薬物療法が予後を改善する可能性について示唆されている[1,6]. いずれの腫瘍も非常にまれな疾患であり，薬物療法の有効性に関する前向き比較試験は存在しない. 実臨床においてはこの 2 つのタイプの軟骨肉腫に対してはしばしば薬物療法が施行されているが，NCCN ガイドラインでは両タイプの軟骨肉腫に対する推奨度カテゴリー 2B であり，エビデンスレベルは低く補助化学療法が標準治療とはいえない[1].

脊索腫も外科的切除や粒子線治療が原則であり，殺細胞性の抗がん剤治療の有効性については否定的な見解が一般的である[1,2]. 脊索腫に対し imatinib[7]，lapatinib[8] などの分子標的治療を試みている報告もあるが，いずれも進行例を対象としておりかつ短期間のフォローアップデータしか存在しない. 本疾患の補助療法として薬物療法のエビデンスは確立していない.

文献

1) National Comprehensive Cancer Network. NCCN clinical practice guidelines in oncology: Bone Cancer 2020.
2) Casali PG, et al. Ann Oncol 2018; **29**(Suppl 4): iv79-iv95.
3) Gelderblom H, et al. Oncologist 2008; **13**(3): 320-329.
4) Italiano A, et al. Ann Oncol 2013; **24**(11): 2916-2922.
5) Monga V, et al. Cancers (Basel) 2020; **12**(7).
6) Tsuda Y, et al. J Surg Oncol 2017; **115**(6): 760-767.
7) Stacchiotti S, et al. J Clin Oncol 2012; **30**(9): 914-920.
8) Stacchiotti S, et al. Ann Oncol 2013; **24**(7): 1931-1936.

Question

Background Question 1

原発性悪性骨腫瘍の診断において単純 X 線検査は有用か

要約

●原発性悪性骨腫瘍の診療において単純 X 線検査はルーチンで行われる一次スクリーニング検査となっている.

●単純 X 線検査の実施にあたっては,必要最小限の範囲と回数にとどめ,シールドなどで不必要な被曝を抑えることは大前提であるが,二次元情報をほかの検査と比べて低被曝で簡便に得られる X 線検査を優先したのちに,診断の鑑別のために必要に応じて他モダリティの画像検査を実施するのが妥当と考えられる.

○解説○

　骨組織は体外からの直接的な観察が不可能であることから,骨組織の病変に対する診療では,まずスクリーニング検査として単純 X 線検査で状態を把握することが日常的に行われ,現実的な診療の開始点となっている.骨を対象とする診療現場で単純 X 線検査を行わずに,ほかのモダリティを実施するという診療行為は,限定的な超音波検査を除いては日常診療として現実的ではなく,単純 X 線検査は骨組織の疾病に対する診療には不可欠な検査といえる.

　1895 年に X 線が発見され,以降単純 X 線検査が診療現場に導入されてから 100 年以上が経過し,骨腫瘍のみならず骨の外傷と疾患について多くの症例経験が蓄積されてきたため,単純 X 線検査のみで病変の有無,病名診断・良悪性の鑑別などの一次情報を得ることが可能とされている[1].また,罹患骨全長の 2 方向の単純 X 線検査は最初の検査であり,同時に通常は良悪性の診断のために最も特異性の高い検査とされ,特に骨腫瘍の有無を判断する段階における単純 X 線検査の重要性は疑うべくもないとされている[2,3].さらに,単純 X 線検査は必ず実施しなければいけない("mandatory")最初のステップであり,特に良性病変はこれだけで診断され,それ以上の検査や生検は不要であり,良性と断定できない場合のみ次の検査へ進むべきともされている[4].単純 X 線撮影には従来からの単純 X 線検査(film-screen),CR(computed radiography,imaging plate),DR(digital radiography,flat panel detector)があるが,骨腫瘍の診断においては特に大きな相違はない.

　CT,MRI,PET などほかの画像検査からは単純 X 線検査とは異なる情報が得られるが,ほかの画像検査の医療コストと実施可能な検査回数を考えれば,スクリーニング検査としての単純 X 線検査を行うことなくほかの画像検査を実施することは現実的ではない.単純 X 線検査がルーチンとして行われたうえで必要な鑑別を行うために各種モダリティ検査を追加するのが一般的となっている.現時点では,特にスクリーニングと経過観察においては,単純 X 線検査は重要な位置づけを占めていると考えられる.

　単純 X 線検査では一定の放射線被曝と費用が生じるが，骨原発悪性腫瘍を対象に，単純 X 線検査の有無による診断精度，被曝量，医療コストに関して，単純 X 線検査の有無を直接比較検討した観察研究も介入研究も存在せず，単純 X 線検査とほかの画像診断を比較したエビデンスレベルの高い報告も存在しない．被曝について，単純 X 線検査と強調 X 線検査とを比較した観察研究 1 報があるのみである[5]．

　一方で，教科書的な総説は数多く存在し，日常診療において簡便に実施できるため，骨原発悪性腫瘍の診療現場においては，ルーチンで行われる一次スクリーニング検査となっていることが記載されている[6〜13]．単純 X 線検査の実施にあたっては，必要最小限の範囲と回数にとどめ，シールドなどで不必要な被曝を抑えることは大前提であるが，二次元情報をほかの検査と比べて低被曝で簡便に得られる X 線検査を優先したのちに，診断の鑑別のために必要に応じて他モダリティの画像検査を実施するのが今後も妥当と考えられる．

文献

1) Lodwick GS. The bones & joints. Year Book Medical Publishers, 1971: p.3-79.
2) WHO classification of tumours editorial board. WHO classification of tumours, 5th Ed, Vol.3 soft tissue and bone tumours, World health organization, 2020: p.340-344.
3) Costelloe CM, et al. AJR Am J Roentgenol 2013; **200**(1): 3-7.
4) Atlas of Musculoskeletal Tumors and Tumorlike Lesions: The Rizzoli Case Archive. 1st Ed, Picci P, Manfrini M, Fabbri N, et al (eds), Springer, 2014: p.9-15.
5) Link TM, et al. Skeletal Radiol 1996; **25**(5): 441-447.
6) 武田健ほか. Orthopaedics 2013; **26**(5): 51-58.
7) 小泉満ほか. Clin Calcium 2006; **16**(4): 573-580.
8) 羽鳥正仁ほか. Orthopaedics 2008; **21**(9): 13-19.
9) 西田佳弘. Orthopaedics 2008; **21**(9): 25-32.
10) 松本誠一. ライフライン 21 がん先進医療 2015; **18**: 31-34.
11) 藤本良太. 整・災外 2002; **45**(8): 799-807.
12) 常陸真ほか. 画像診断 2017; **37**(4): s176-s190.
13) 中田英二ほか. 関節外科 2018; **37**(4 月増刊）: 130-143.

Clinical Question 1

原発性悪性骨腫瘍において遠隔転移の診断に CT 検査は有用か

推奨			
推奨文	推奨度	合意率	エビデンスの強さ
●原発性悪性骨腫瘍において遠隔転移の診断に CT 検査を行うことを提案する.	2	91% (10/11)	C

【エビデンスの強さ】
　■　C：効果の推定値に対する確信は限定的である

【推奨の強さ】
　■　2：弱い（行うことを提案する）

○解説○

　代表的な原発性悪性骨腫瘍である骨肉腫や Ewing 肉腫，軟骨肉腫などの遠隔転移における CT の有用性に関連する報告を抽出，検討した．原発性悪性骨腫瘍の希少性から軟部肉腫を含めた研究の一部についても参考にした．

　原発性悪性骨腫瘍の遠隔転移では，肺転移が進行例の 70.3 ～ 100%と最も多く，次が骨・骨髄転移であり，その他への転移は 0 ～ 4.7%とわずかであった[1~3]．死亡原因の多くは呼吸不全であることが報告されており[4]，したがって，原発性悪性骨腫瘍の遠隔転移に関する論文の多くは肺転移に関するものであった．今回抽出した論文は，単純 X 線検査と CT の早期発見および予後に関する比較，CT でみつかった肺結節が転移である可能性および転移を示唆する因子，CT の限界に関するものであり，原発性悪性骨腫瘍における CT の医療コスト，被曝に関する論文は抽出できなかった．肺転移以外については CT とほかの検査を比較した報告はなかった．

　単純 X 線検査と CT の比較については，Puri ら[5] は原発性悪性骨腫瘍 476 例のランダム化比較試験（RCT）において，胸部 CT と胸部単純 X 線検査によるフォローを比較し，胸部 CT のほうが早期に肺転移を診断可能である（$p = 0.05$）が，5 年生存率には差がなかった（$p = 0.63$）と報告している．一方，Paioli ら[6] は肺転移がみつかった 215 例の骨肉腫を調査し，すべての肺転移を完全に切除できた症例は，単純 X 線検査でみつかった症例（60%）より CT でみつかった症例（88%）が多く（$p < 0.0001$），5 年 PRS（post-recurrence survival）（$p = 0.0004$），5 年 OS（$p = 0.004$）も CT 例で良好であったと報告している．これらより，原発性悪性骨腫瘍のフォローアップ CT は単純 X 線検査と比較し遠隔転移の早期発見に有用であるが，予後改善に寄与するかは議論の余地があると考えられる．ただし，昨今の進行軟部肉腫に対する薬物療法の進歩を考慮すると，遠隔転移の早期発見が予後の改善につながる可能性は高まっており，CT による遠隔転移診断の重要性はより増していくと考えられる．

　CT でみつかった肺結節については，Murrell ら[7] が肺結節に対して手術を行った小児がん患者 50 例 68 手術を対象に，CT でみつかった肺結節が転移であることを予測する因子について報告し，骨肉腫（OR 10.8）および Ewing 肉腫（OR 3.05）患者では，CT でみつかった肺結節が転移であるリスクが高かったと報告している．このことは，小児がん患者に肺結節を認めた場合，原発性悪性

骨腫瘍はほかのがん種に比べ，転移であるリスクが高いことを示している．Picci ら[8] は，肺転移を有する骨肉腫患者 29 例の 151 結節を切除し，109 結節（72％）が転移であったと報告している．また Ciccarese ら[9] は，骨肉腫患者 70 例において，CT でみつかった 283 個の肺病変を切除し，実際に転移であったのはそのうち 243 個（85.9％）であったと報告している．これらより，骨肉腫患者の CT で指摘された肺結節の 70 ～ 85％程度は転移の可能性があるといえる．Absalon ら[10] は小児病院で胸部 CT を施行し，肺結節に対して生検を施行した骨軟部肉腫患者 24 例（骨肉腫 18 例，Ewing 肉腫 1 例，軟部肉腫 4 例，その他肉腫 1 例）において，肺結節 4 個以上（$p = 0.002$）と両肺結節例（$p = 0.011$）で，悪性である頻度が高かったと報告している．このことより特に多発例と両肺結節例で，より転移を疑う必要があると考えられる．

Kusma ら[11] は，25 歳未満で遠隔転移を有する骨肉腫または Ewing 肉腫患者 35 例において 116 個の肺結節に生検を行い，CT でみつかった 5 mm 以下の結節は良性を示唆する因子ではなかったと報告している．Heaton ら[12] は，骨肉腫肺転移患者で肺転移切除を受けた 88 例，161 開胸手術のうち，56 手術（34.8％）で CT にて同定したよりも多くの病変がみつかったと報告している．このことから，CT は有用であるが同定できない病変もあることが示唆される．

以上，原発性悪性骨腫瘍のフォローアップにおいて，胸部 CT は肺転移の早期発見に有用であるが，予後の改善に関してはいまだ議論の余地がある．ただし，今後は治療技術の進歩に伴い，CT による遠隔転移の早期発見が予後を改善するうえでより重要になっていくと考えられる．原発性悪性骨腫瘍患者において CT で肺結節を認めた場合，遠隔転移である可能性は 70 ～ 85％程度と考えられ，多発性，両肺野に分布していれば，転移である可能性はより高くなる．一方，5 mm 以下の小さな結節であっても転移を否定はできない．また CT で同定できない転移病変も存在しうる．

文献

1）Bacci G, et al. Cancer 2006; **106**(5): 1154-1161.
2）Rodríguez-Galindo C, et al. Cancer 2007; **110**(2): 375-384.
3）Gulia A, et al. South Asian J Cancer 2016; **5**(1): 3-4.
4）Wu PK, et al. Jpn J Clin Oncol 2009; **39**(8): 514-522.
5）Puri A, et al. Bone Joint J 2018; **100-B**(2): 262-268.
6）Paioli A, et al. Clin Sarcoma Res 2017; **7**: 3.
7）Murrell Z, et al. J Pediatr Surg 2011; **46**(5): 833-837.
8）Picci P, et al. Ann Oncol 2001; **12**(11): 1601-1604.
9）Ciccarese F, et al. Eur J Radiol 2015; **84**(12): 2679-2685.
10）Absalon MJ, et al. Pediatr Blood Cancer 2008; **50**(6): 1147-1153.
11）Kusma J, et al. J Pediatr Hematol Oncol 2017; **39**(3): 184-187.
12）Heaton TE, et al. J Pediatr Surg 2017; **52**(1): 115-119.

原発性悪性骨腫瘍において術前の治療計画に MRI は有用か

要約

● 原発性悪性骨腫瘍において MRI が有用であるというエビデンスは 20 年以上前のエビデンスレベルの低い報告が多く，検討された報告の多くは特定の病変に関するものであった．今日 MRI は術前検査として広く用いられている．

● 将来的には，静磁場強度の向上などのハードウェア，金属アーチファクトの除去を含めたソフトウェアの開発による有用性の向上が期待されている．

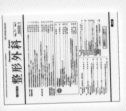

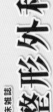

する MRI（magnetic resonance imaging，磁気共鳴画像）検査は，現在は〇〇〇り，治療前のステージングや術前化学療法の効果判定にも用いられ，有〇〇〇れる．治療計画の検討，腫瘍の進展範囲に関する研究は少数認められる〇〇〇完されているわけではなく，骨肉腫や Ewing 肉腫など，一部の腫瘍に限〇〇 MRI 評価として 5 文献を抽出して検討した．

〇 Ewing 肉腫で骨端線の温存が可能かを検討した報告[1]では，疑陽性のほ〇〇 CT と MRI を併せると偽陰性はなかった．MRI の精度は 90.3％と高く，〇〇れば骨端を安全に温存することが可能であり，一部に浸潤が及んでい〇〇ている．また，骨肉腫の骨端への進展を評価するため，ダイナミック造影，〇〇u inversion recovery）の比較を行った報告[2]では，40 例中 20 例で組織〇〇られた．腫瘍もしくは浮腫の検出において T1 強調像，STIR はともに感〇〇異度は T1 強調像で 60％，STIR で 40％であった．腫瘍のみの検出では〇〇調像で 90％，特異度は T1 強調像で 90％，STIR で 70％であった．腫瘍〇〇像が STIR よりも正確であった．ROC（receiver-operator-characteristic）〇〇えながら真陽性率と疑陽性率をプロットし検査の有用性の比較を行う解〇〇R では 0.94 であったがダイナミック造影では 0.90 で，ダイナミック造〇〇であった．ダイナミック造影の勾配を計算することで，顕微鏡的浸潤の〇〇るとした文献[3]があり，薬物療法後に腫瘍切除を行った 6 例の骨肉腫〇〇潤が認められ，顕微鏡的浸潤のある領域の勾配値は正常骨髄の勾配値よ〇〇腫瘍浸潤領域よりも小さかったと報告されている．21 例の骨肉腫また〇〇ブトラクションを併用したダイナミック造影 MRI を用いて，術前化学〇〇検討した報告もある[4]．動脈内の造影剤のボーラスの到達と腫瘍の造影〇〇て残存腫瘍の評価を行っており，MRI での早期濃染は流入動脈や残存〇〇の骨腫瘍（うち 4 例は良性骨腫瘍）において切除標本と術前 MRI を比〇〇した報告では，2 例の Ewing 肉腫を除いて腫瘍の範囲が正確に評価可能であり，信号強度，腫瘍サイズの減少は術前化学療法による変化を反映していた[5]．

MRI での腫瘍の進展範囲の評価は有用であり，T1 強調像や STIR でも高い診断精度が期待できるが，ダイナミック造影で顕微鏡的浸潤の検出が可能とする報告もあり，浮腫と浸潤の鑑別をする

ために，ダイナミック造影の施行も有用であると考えられる．その一方で，T1 強調像や STIR よりも正確性に劣るとの報告があり，ダイナミック造影でない単純な造影効果の評価の報告もなく，ダイナミック造影が必要かどうかは検討する余地があると考えられる．なお，今回検討した文献はいずれも 20 年以上前のもので，現在の MRI 機器よりも性能に劣る機器での評価であり，現在の MRI 機器での再評価も必要と考えられる．

　以上の報告は現在の MRI よりも性能に劣る機器での評価であり，症例数も少なく，強いエビデンスのある報告はない．しかし，術前 MRI では腫瘍の進展範囲の評価が可能であり，治療計画に有用であると考えられ，有用性が信じられて用いられている現状である．今後は個別の有効な利用についての詳細なエビデンスづくりが求められている．

文献

1) San-Julian M, et al. J Pediatr Orthop 1999; **19**(4): 543-548.
2) Hoffer FA, et al. Pediatr Radiol 2000; **30**(5): 289-298.
3) Iwasawa T, et al. Skeletal Radiol 1997; **26**(4): 214-221.
4) van der Woude HJ, et al. AJR Am J Roentgenol 1995; **165**(3): 593-598.
5) Golfieri R, et al. Eur J Radiol 1991; **12**(3): 201-207.

Clinical Question 2

原発性悪性骨腫瘍において病期分類の診断に F18-FDG-PET/CT は骨シンチグラムより有用か

推奨			
推奨文	推奨度	合意率	エビデンスの強さ
●原発性悪性骨腫瘍において病期分類の診断に F18-FDG-PET/CT は骨シンチグラムより条件付きで有用であり，行うことを提案する．	2	100% (12/12)	C

【エビデンスの強さ】
■　C：効果の推定値に対する確信は限定的である

【推奨の強さ】
■　2：弱い（行うことを条件付きで提案する）

○解説○

　原発性悪性骨腫瘍の病期分類に関して F18-FDG-PET（以下 PET)/CT と骨シンチグラムを比較した 9 論文を抽出した[1~9]．総説以外は骨転移評価に限定したものである[1~5]．対象は Ewing 肉腫，骨肉腫，その両者のいずれかである．

　どの論文も PET/CT の診断能が優れているという結論であり，精度も高いか[2~4]，あるいは同等[5]であった．特に感度の差が大きかった[2, 4, 5]．PET/CT の優位性は明らかであり，Ewing 肉腫が溶骨性病変であれば骨シンチグラムを追加する意義はないという極論[1]もあるが，頭蓋骨病変では骨シンチグラムに劣っている[3, 9]．また，PET/CT と骨シンチグラムを組み合わせると精度が上昇する報告[4, 5]もあり，相補的というべきであろう．施設により PET/CT 検査枠の制限もあるので，それに固執して評価が先延ばしになることは避けねばならない．硬化性骨病変に関しては骨シンチグラムでも PET/CT と同等，あるいはそれ以上の検出能がある[1]ので，症例や病変部位により適宜検査法を選択すべきである．

　なお，原発性悪性骨腫瘍の病期分類に肺転移の評価は不可欠であるが，PET/CT の CT 画像は線量も劣り，肺の含気量も不足しているため PET/CT のみでの肺転移評価は不十分と考えられる．

　以上より原発性悪性骨腫瘍の病期分類に関しては PET/CT は骨シンチグラムより優れているが，PET/CT で検出しにくい部位もあり，両者を組み合わせることで診断能も向上することから両者は相補的と考えられる．撮像装置の分布に制約があり十分に検査が得られない場合があり，治療全般を円滑に進めるために適応に若干の相違が生じている現状であり，個々の症例で両者を適切に選択することが望まれる．なお骨シンチグラムと CT との融合画像（SPECT-CT）との比較は今後の課題であるが，特に骨シンチグラムの感度の高い硬化性病変で同等の診断能が期待できる．

文献

1）Ulaner GA, et al. AJR Am J Roentgenol 2014; **202**(4): 859-867.
2）Quartuccio N, et al. AJR Am J Roentgenol 2015; **204**(1): 153-160.
3）Ruggiero A, et al. J Pediatr Hematol Oncol 2018; **40**(4): 277-284.

4) Hurley C, et al. Pediatr Blood Cancer 2016; **63**(8): 1381-1386.
5) Byun BH, et al. Skeletal Radiol 2013; **42**(12): 1673-1681.
6) Quartuccio N, et al. Radiol Oncol 2013; **47**(2): 97-102.
7) Peterson JJ. Semin Musculoskelet Radiol 2007; **11**(3): 246-260.
8) Harrison DJ, et al. Semin Nucl Med 2017; **47**(3): 229-241.
9) Treglia G, et al. Skeletal Radiol 2012; **41**(3): 249-256.

Clinical Question 3

原発性悪性骨腫瘍において術前化学療法の効果判定に核医学検査は有用か

推奨			
推奨文	推奨度	合意率	エビデンスの強さ
●原発性悪性骨腫瘍において術前化学療法の効果判定に核医学検査を行うことについては，明確な推奨はできなかった．	推奨なし	－	C

【エビデンスの強さ】
■ C：効果の推定値に対する確信は限定的である

○解説○

　原発性悪性骨腫瘍に対する術前化学療法による治療効果判定は，その後の手術を含む治療方針決定に重要な情報をもたらす．臨床試験や治験における固形がんの治療効果判定に RECIST が広く用いられているが，原発性骨腫瘍に関しては腫瘍量の変化のみで治療効果を適切に評価できない（『整形外科・病理 悪性骨腫瘍取扱い規約（第 4 版）』）．一方，原発性悪性骨腫瘍に対する治療効果判定の gold standard である組織学的効果判定基準では，切除標本の最大割面で viable tumor cell の残存が 10％以下か否かで治療効果が良好か否かを判定することになっており，この判定にどれだけ合致するかどうかが画像診断の優劣の判定基準となる．

　本システマティックレビューでは，術前化学療法における核医学画像による治療効果判定，予測に関する論文 45 論文を抽出し，「術前化学療法の効果判定に核医学検査は有用か」，の CQ に対する文献評価を実施した．歴史的にみると画像診断法による術前化学療法の効果判定は Tl-201（以下，Tl）による研究から始まり，次いで Tc-99m-MIBI（以下，MIBI）による検討がなされ，好成績が得られた．その後，F18-FDG-PET（以下，PET）の普及に伴って多くの研究がなされた．採択した論文は Tl に関して 14 論文，MIBI によるもの 5 論文，PET によるもの 28 論文である．

　Tl や MIBI ではその薬物療法前の集積が，治療途中，または治療終了後にどの程度減少したかの指標を，術後病理組織と比較検討している．Tl ではオリジナル論文で検討症例が 15 例以上の 8 論文[1~8]で組織学的効果判定に対する感度が 79 ～ 100％（87 ± 6.4％），特異度が 71 ～ 100％（85 ± 11.4％），精度が 76 ～ 97％（86 ± 6.8％）であった．MIBI では 15 例を超える 4 論文[7~10]で感度が 81 ～ 100％（87 ± 7.8％），特異度が 69 ～ 100％（86 ± 14.2％），精度が 78 ～ 90％（87 ± 5.0％）であった．両者は術前化学療法途中でも同等の診断能を有していた[2,7,9]．Tl と MIBI では診断能はほぼ同等であったが，両者を直接比較した検討[7,8]では若干 MIBI の診断精度が高めであった．

　PET では使われたパラメータとしては治療終了後の SUV 値，治療前後での SUV 値の比と SUV 値の変化率が代表的なものであった．検討症例が 15 例以上のオリジナル 14 論文[11~24]での組織学的効果判定に対する感度は 59 ～ 100％（82 ± 11.3％），特異度が 25 ～ 100％（71 ± 18.6％），精度が 69 ～ 100％（78 ± 9.0％）であった．全体として診断精度は Tl，MIBI に比べやや低めであった．その原因としては治療後に一部残存する viable cell，治療後炎症性変化，reactive fibrosis，未熟な肉芽組織や線維性偽腫瘍カプセルで有意に集積することがあり，偽陽性を呈することが一因と考え

られている[25, 26]．また，骨肉腫と Ewing 肉腫の治療効果判定能を比較すると Ewing 肉腫でやや劣るとの総説[27]もあるが，それぞれの腫瘍での診断基準を変えることにより診断能を保つことができるとの報告もある[28]．

　以上より核医学画像による原発性悪性骨腫瘍術前化学療法効果判定は組織学的効果判定を予想するうえで有用であるが，現時点では骨軟部腫瘍への保険適用がない Tc-99m-MIBI を使用することは一般的でなく，四肢の病変でサイズが大きい場合は Tl-201 を，解像度の低下する体幹部の病変や治療前の画像検査がなされていない場合は PET を第一選択として使用するのが現時点で妥当であるかもしれない．さらに画像診断による術前化学療法の効果判定は核医学を含めて行う，核医学以外の画像診断（単純 X 線・CT・MRI）を用いて行う，画像評価による効果判定は施行しないという立場の相違が解消されず，評価できない結果（ungraded）となった．

文献

1) Kawai A, et al. Clin Orthop Relat Res 1997; **337**: 216-225.
2) Inaki A, et al. Ann Nucl Med 2012; **26**(7): 545-550.
3) Imbriaco M, et al. Cancer 1997; **80**(8): 1507-1512.
4) Kunisada T, et al. Cancer 1999; **86**(6): 949-956.
5) Rosen G, et al. Clin Orthop Relat Res 1993; **293**: 302-306.
6) Ohtomo K, et al. J Nucl Med 1996; **37**(9): 1444-1448.
7) Taki J, et al. J Orthop Res 2008; **26**(3): 411-418.
8) Miwa S, et al. J Surg Oncol 2012; **106**(3): 273-279.
9) Wakabayashi H, et al. Skeletal Radiol 2016; **45**(1): 87-95.
10) Wakabayashi H, et al. Clin Nucl Med 2012; **37**(1): 1-8.
11) Schulte M, et al. J Nucl Med 1999; **40**(10): 1637-1643.
12) Ye Z, et al. Ann Nucl Med 2008; **22**(6): 475-480.
13) Guo J, et al. Br J Cancer 2015; **113**(9): 1282-1288.
14) Hawkins DS, et al. Cancer 2002; **94**(12): 3277-3284.
15) Hawkins DS, et al. Cancer 2009; **115**(15): 3519-3525.
16) Franzius C, et al. Clin Nucl Med 2000; **25**(11): 874-881.
17) Denecke T, et al. Eur J Nucl Med Mol Imaging 2010; **37**(10): 1842-1853.
18) Im HJ, et al. Eur J Nucl Med Mol Imaging 2012; **39**(1): 39-49.
19) Kong CB, et al. Eur J Nucl Med Mol Imaging 2013; **40**(5): 728-736.
20) Byun BH, et al. Eur J Nucl Med Mol Imaging 2014; **41**(8): 1553-1562.
21) Byun BH, et al. Eur Radiol 2015; **25**(7): 2015-2024.
22) Hawkins DS, et al. J Clin Oncol 2005; **23**(34): 8828-8834.
23) Byun BH, et al. J Nucl Med 2013; **54**(7): 1053-1059.
24) Bajpai J, et al. J Pediatr Hematol Oncol 2011; **33**(7): e271-e278.
25) Caldarella C, et al. Int J Mol Imaging 2012; **2012**: 870301.
26) Brenner W, et al. J Nucl Med 2003; **44**(6): 930-942.
27) Harrison DJ, et al. Semin Nucl Med 2017; **47**(3): 229-241.
28) Gaston LL, et al. Skeletal Radiol 2011; **40**(8): 1007-1015.

Future Research Question 1

原発性悪性骨腫瘍において金属材料を使用した症例の局所再発の診断に F18-FDG-PET/CT は CT や MRI より有用か

要約

- 原発性悪性骨腫瘍の治療終了後の局所再発の評価には，単純 X 線検査，CT，MRI，F18-FDG-PET/CT などが用いられる.
- 腫瘍切除後に人工関節などの金属材料を用いて再建した場合，その近傍では金属アーチファクトにより CT，MRI による局所再発の評価が困難なことがある.
- 局所再発の評価における F18-FDG-PET/CT の有用性を明らかにすることは重要な臨床課題である.

○解説○

　原発性悪性骨腫瘍の治療終了後の局所再発の評価には，単純 X 線検査，CT，MRI，F18- FDG-PET（以下，PET/CT）などが用いられる．人工関節などの金属材料を使用した場合には，CT，MRI では金属アーチファクトにより局所再発の評価が困難なことがある．金属材料を用いた症例の局所再発の評価における PET/CT の有用性を明らかにすることは重要な臨床課題である.

　金属材料を用いて再建した原発性悪性骨腫瘍の局所再発に関し，PET/CT と CT・MRI とを比較した研究は後ろ向きな症例集積研究の 1 論文のみであった．小児骨肉腫に対し人工関節を用いて患肢温存手術が施行され，PET/CT で再発が確認された 8 例について，同時期に施行されたほかのモダリティと比較検討していた[1]．PET/CT で再発腫瘍は solid（5 例）もしくは peripheral/nodular（3 例）の取り込みパターンを示し，SUVmax は 3.0 ～ 15.7（中間値 6.7）であった．CT では，5 例で軟部組織の腫瘍あるいは非対称の腫脹を確認できた．MRI の 4 例中 3 例では金属アーチファクトにより診断できなかった．骨シンチグラムの 3 例中 2 例で取り込みがなかった．超音波検査の 5 例中 4 例で異常を指摘されたが，腫瘍が下肢に広範に広がった症例ではリンパ節腫大と評価し診断できなかった．単純 X 線検査は 7 例中 3 例で再発を指摘できなかったが，4 例では PET/CT を参照することで，軟部組織の腫脹あるいは腫瘍が確認された．金属アーチファクトにより評価に限界がある CT や MRI と比べ，PET/CT は局所再発の全容を明瞭に確認できたと報告されている.

　原発性悪性骨腫瘍において金属材料使用後の術後変化を PET/CT で評価した症例集積研究が 1 論文あった．原発性悪性骨腫瘍 18 例（骨肉腫 14 例，Ewing 肉腫 3 例，PNET 1 例）に対する金属材料（大腿骨遠位人工関節 9 例，下肢同種骨移植および金属プレート 5 例，上肢同種骨および金属プレート 3 例，上腕骨プロステーシス 1 例）を用いた患肢温存後の術後変化が検討された[2]．人工関節，同種骨，金属プレート周囲の軟部組織に継続的な取り込みが認められ，人工関節周囲の SUVmax は 1.4 ～ 5.7 であった．人工関節の 4 例では，わずかにアーチファクトを認めたが，評価に支障のない程度であり，11 例では減衰補正によりアーチファクトを認めなかったと報告されている.

　金属材料使用の有無は不明であるが，PET/CT で原発性悪性骨腫瘍の再発検出における有用性を検討した研究は 2 論文あった．骨肉腫患者 109 例に対する PET/CT の評価では，SUVmax が局所再発 9 例で 4.7 ～ 7.7（中間値 5.8），無再発で 2.4 ～ 4.6（中間値 3.5）であった[3]．SUVmax が 4.7 以上で，初回検査時（術後 3 ヵ月）から 75％ 以上増加した 13 例中 7 例に再発を認め，感度 78％，

特異度94%，正確度93％であった．また，Ewing 肉腫 53 例の再発に対する PET/CT の検討では，感度95%，特異度87%，正確度91.5％であったが，転移病変も含んでおり，局所再発のみの評価ではなかった[4]．

PET/CT は，骨肉腫の再発の診断において，金属アーチファクトの影響をほとんど受けず，ほかのモダリティに比べ有用であったとする報告があった．また，Ewing 肉腫の再発の診断においても，PET/CT が有用であったとの報告があったが，金属材料の使用の有無が不明でほかのモダリティとの比較はなかった．現時点ではエビデンスがないため，金属材料を使用した症例の局所再発の診断に PET/CT の実施を推奨することはできなかった．PET/CT の有用性に関しては Future Research Question である．

文献

1）Sharp SE, et al. Pediatr Radiol 2017; **47**(13): 1800-1808.
2）Gelfand MJ, et al. Pediatr Radiol 2015; **45**(8): 1182-1188.
3）Chang KJ, et al. Skeletal Radiol 2015; **44**(4): 529-537.
4）Sharma P, et al. Eur J Nucl Med Mol Imaging 2013; **40**(7): 1036-1043.

Clinical Question 4

原発性悪性骨腫瘍の確定診断に切開生検は針生検より有用か

推奨			
推奨文	推奨度	合意率	エビデンスの強さ
●原発性悪性骨腫瘍の確定診断には，腫瘍が仙骨などの深部に存在する場合や骨外病変が小さい場合に，針生検より切開生検を行うことを提案する．	2	90% (9/10)	C

【エビデンスの強さ】
 ■ C：効果の推定値に対する確信は限定的である
【推奨の強さ】
 ■ 2：弱い（行うことを提案する）

○解説○

　骨腫瘍に対する組織採取方法として，針生検と切開生検がある．針生検は外来で局所麻酔下に実施できるため即座に行える利点があるが，欠点として組織が十分採取できないことがある．切開生検は，直視下に採取するため十分量の腫瘍組織を採取可能で，迅速診断で確認することもできる利点があるが，即座に行えないという欠点がある．

　原発性悪性骨腫瘍に対する針生検と切開生検を比較した前向き研究は存在せず，すべてが後ろ向きな症例集積研究であった．原発性悪性骨腫瘍で針生検と切開生検を比較した論文は3つあった．21歳以下の原発性悪性骨腫瘍疑い（117例）に針生検90例，切開生検27例が行われ，針生検の正診率は95.5%で切開生検と明らかな差を認めなかった[1]．小児原発性悪性骨腫瘍（105例）に対する生検では，針生検（26件）の73.1%，切開生検（85件）の94.1%で検体が採取可能であったが，診断可能な検体採取に関しては，切開生検のオッズ比が7.8倍であった[2]．仙骨腫瘍（60例）に対する生検の正診率は，針生検（25検体）44%，切開生検（54検体）87%で，針生検21例中12例，切開生検39例中2例が診断できなかった（$p < 0.0001$）[3]．

　骨・軟部腫瘍に対する針生検と切開生検を比較した論文は5つあり，診断に関してはいずれも差はなかった．骨・軟部腫瘍（62例）に対する正診率は，針生検が84%（52/62検体），切開生検が96%（48/50検体）で，明らかな差はなかった[4]．肉腫200例（骨119例，軟部81例）に対する正診率は，針生検（95例）が89.47%，切開生検（105例）が89.52%で差はなかった[5]．3論文ではさらに骨腫瘍のみを抽出した結果も示されていた．骨病変188例のうち，針生検を41例に，針生検が適当でないと判断された147例に切開生検が施行され，良悪性の判定の感度・特異度は，針生検が95.4%，92.9%，切開生検はいずれも100%で差はなかった[6]．一方，骨腫瘍に対する生検の感度・特異度・正診率が，針生検（33例）でいずれも100%，切開生検（15例）で95.5%，91.7%，93.3%で明らかな差がないという報告や[7]，骨腫瘍に対する生検の正診率が，CTガイド下針生検で良性（20例）89.4%，悪性（23例）86.4%，切開生検で良性（14例）92.7%，悪性（19例）77.8%で明らかな差がないという報告があった[8]．

　有害事象の頻度に関しては，骨・軟部腫瘍に対するCTガイド下針生検と切開生検の合併症発生

率が0.9％と4.7％で明らかな差はなかった（$p = 0.14$）とする論文が1つあるのみであった[8]．ほかに発生率を比較したものはなく，合併症の記載のみで，いずれも重篤な合併症の報告はなかった．

　骨腫瘍における切開生検と針生検の診断精度は，仙骨骨腫瘍を除き，ほとんどの報告で同等であったが，症例の選択に関しては，腫瘍の局在部位や骨外病変の大きさなどに関してバイアスがかかっている可能性があった．有害事象の発生頻度は切開生検でやや高い傾向があったが，重篤なものはなく許容範囲であった．コスト面では，切開生検が手術・入院などを含むため，針生検に比べ3.3倍[1]あるいは6.5倍[4] 高くなっていた．

　針生検はコストも安く即座に行える利点があるが，組織の採取不足により診断できなかった場合，治療開始の遅延につながるため，腫瘍の局在部位や骨外病変の大きさなどを十分検討したうえで行うべきである．原発性悪性骨腫瘍の確定診断には，仙骨などの深部に腫瘍が存在する場合や骨外病変が小さい場合には，針生検による適切な組織採取が困難と考えられるため，針生検より切開生検の実施を弱く推奨する．

　作成グループによる1回目の投票では合意率60％であったが，以下の内容を追記することで，2回目には合意率90％で採択された．

　針生検は，組織採取不足で診断できないことがあることを念頭に置き，切開生検が早期に行える体制を整えたならば，最初に試みてよい方法である．脊椎腫瘍や転移性骨腫瘍の生検においては，より侵襲の少ない針生検が最初に実施されているのが現状である．

文献

1) Ceraulo A, et al. Pediatr Radiol 2017; **47**(2): 235-244.
2) Interiano RB, et al. J Pediatr Surg 2016; **51**(6): 981-985.
3) Ozerdemoglu RA, et al. Spine (Phila Pa 1976) 2003; **28**(9): 909-915.
4) Skrzynski MC, et al. J Bone Joint Surg Am 1996; **78**(5): 644-649.
5) Srisawat P, et al. J Med Assoc Thai 2014; **97** Suppl 2: S30-S38.
6) 赤羽努ほか. 別冊整形外 2003; **43**: 56-60.
7) Pohlig F, et al. Eur J Med Res 2012; **17**: 29.
8) Kiatisevi P, et al. J Orthop Surg (Hong Kong) 2013; **21**(2): 204-208.

Clinical Question 5

原発性悪性骨腫瘍の病理診断に分子生物学的解析は有用か

推奨			
推奨文	推奨度	合意率	エビデンスの強さ
●原発性悪性骨腫瘍の病理診断に分子生物学的解析を行うことを提案する.	2	100% (13/13)	C

【エビデンスの強さ】
■ C：効果の推定値に対する確信は限定的である

【推奨の強さ】
■ 2：弱い（行うことを提案する）

○解説○

　原発性悪性骨腫瘍に対して適切な診療を行うために，正確な病理診断を得ることは極めて重要である．近年の全ゲノム解析をはじめとする分子生物学的解析手法の進歩に伴い，原発性悪性骨腫瘍においても腫瘍特異的な遺伝子変異が相次いで報告されている．原発性悪性骨腫瘍の診断において，これら腫瘍特異的な遺伝子変異の検出など，分子生物学的解析を行うことの有用性について検討した．システマティックレビューでは5編の総説が抽出された[1～5]．さらにハンドサーチで論文を検索し，オリジナル論文13編[6～18]を加えて参考文献とした.

1. 骨肉腫

　骨肉腫における遺伝子異常は非常に複雑であり，骨肉腫の大多数に共通する遺伝子異常はいまだ見出されていない．この点は，90%近い症例で特異的な EWS-FLI1 融合遺伝子が認められる Ewing 肉腫などの転座関連肉腫とは大きく異なり，骨肉腫の主たる病理診断は，現在でも顕微鏡による腫瘍性骨・類骨の存在を同定することによってなされる．骨肉腫の病理診断における分子生物学的解析の有用性を検討した報告として，次のようなものがあげられる.

　TP53 遺伝子の第1イントロンの break-apart fluorescent *in situ* hybridization（FISH）プローブを用いた FISH 解析の病理診断における有用性を検討した Marrano らの研究では，骨肉腫37例中20例（54%）で転座シグナルが認められたが，骨肉腫以外の肉腫あるいは良性骨腫瘍80例では転座シグナルは認められなかった（特異度100%）と報告されている[6]．骨肉腫のまれな亜型である低悪性度中心型骨肉腫（low-grade central osteosarcoma）および傍骨性骨肉腫（parosteal osteosarcoma）においては，MDM2 および CDK4 遺伝子の増幅が高頻度に認められ，免疫染色あるいは FISH によるこれら遺伝子増幅の検出は診断に有用であると報告されている[1,7]．Salinas-Souza らは，低悪性度中心型骨肉腫，傍骨性骨肉腫，線維性骨異形成（fibrous dysplasia）における GNAS 遺伝子変異の有無を解析し，GNAS 変異は線維性骨異形成のみで認められ，低悪性度中心型骨肉腫や傍骨性骨肉腫では認められず，鑑別診断に有用であったと報告している[8].

　小細胞型骨肉腫は，小円形細胞の増殖を主体とする極めてまれな骨肉腫で，その診断にあたっては Ewing 肉腫をはじめとする小円形細胞肉腫との鑑別が重要である．Righi らは，小細胞型骨肉腫

においては，免疫染色による骨芽細胞分化マーカーの SATB2 が陽性であること，さらに Ewing 肉腫で陽性を示す CD99 が陰性であることに加えて，*EWSR1* 遺伝子と *FUS* 遺伝子の再構成が認められないことが鑑別に有用であったと報告している[9]．

2．軟骨肉腫

　通常型軟骨肉腫の約 60％の症例においてクエン酸脱水素酵素（isocitrate dehydrogenase：IDH）1 型あるいは 2 型の変異を認めることが報告されている．約 1,200 例の間葉系腫瘍における *IDH1/IDH2* の変異を解析した研究では，*IDH1/IDH2* 遺伝子の体細胞変異は通常型軟骨肉腫あるいは軟骨腫のみで認められ，ほかの腫瘍では認められなかったと報告されている[10]．*EXT1* あるいは *EXT2* 遺伝子異常により生じる骨軟骨腫や二次性軟骨肉腫においては *IDH1/IDH2* 遺伝子の異常は認められない．*IDH1/IDH2* 遺伝子異常の検出は，軟骨肉腫と骨肉腫，軟骨肉腫と脊索腫など，病理学的に軟骨肉腫と鑑別の難しい腫瘍の診断に有用と考えられる．

　間葉性軟骨肉腫は，Ewing 肉腫様の未分化小円形細胞と高分化軟骨性腫瘍の二相性増生を示すまれな腫瘍であるが，特徴的な *HEY1-NCOA2* 融合遺伝子を有することが知られており，*HEY1-NCOA2* 融合遺伝子の検出は，骨肉腫や軟骨肉腫，小円形細胞肉腫との鑑別診断に有用である[11]．

3．Ewing 肉腫

　Ewing 肉腫においては，特徴的な染色体転座により，22 番染色体上の *EWSR1* 遺伝子が 11 番染色体上の *FLI-1* 遺伝子あるいは 21 番染色体上の *ERG* 遺伝子などと融合遺伝子を形成することが知られており，FISH による染色体転座の同定[12] あるいは RT-PCR による融合遺伝子の同定[13] が Ewing 肉腫の病理診断に用いられている．560 例を解析した Machado らの研究では，FISH の感度と特異度は 96.3％と 95.2％，RT-PCR の感度と特異度は 97.5％と 92.9％であり，ホルマリン固定パラフィン包埋標本を用いた診断においては RT-PCR より FISH のほうが特異度が高かったと報告されている[14]．

4．骨軟部組織発生未分化小円形細胞肉腫

　近年，次世代シークエンサーなどによる分子生物学的解析の進歩に伴い，従来，Ewing 肉腫類似の小円形細胞肉腫とされていた腫瘍のなかから，CIC-DUX4 に代表される *CIC* 再構成肉腫[15]，BCOR-CCNB3 に代表される *BCOR* 再構成肉腫[16]，*EWSR1*- 非 *ETS* family 融合遺伝子腫瘍などの Ewing 肉腫様腫瘍が新たに分類されている[17]．これらの腫瘍の診断においては，形態学的な診断に加えて，免疫組織学的解析，分子生物学的解析の実施が不可欠である．

　これらの報告にみられるように，分子生物学的解析は，従来から形態学的に分類されてきた原発性悪性骨腫瘍の病理診断精度向上のために有用であるとともに，分子生物学的解析の結果をもとに新たな腫瘍が定義されるなど，原発性悪性骨腫瘍の病理診断に大きな影響を与えている[18]．今回，抽出されたすべての研究において，分子生物学的解析の実施により原発性悪性骨腫瘍の診断精度，正確性が向上することが示唆されており，益は大きい．一方，診断に要するコスト（時間的，経済的）を除くと，通常の病理診断のために採取された生検検体を用いた分子生物学的解析の実施に伴う害，患者への負担は小さいと考えられる．しかし，これらの報告の多くは症例集積研究であり，分子生物学的解析の有無による診断精度向上を直接比較した研究はないことにも注意すべきである．

　また，分子生物学的解析は，未知の遺伝子異常，広範な壊死，脱灰操作による核酸の変性など様々な原因で偽陰性（あるいは偽陽性）になる可能性もあることを理解しておかなければならない．ま

た，多くの分子生物学的解析が保険適用されていない現在の状況では，そのコストの多くが診断施設の負担となっていることも，分子生物学的解析の臨床への応用を考えるうえでは，解決しなければならない課題である．さらに，分子生物学的解析の結果を病理診断に役立て，実際の臨床に還元するためには，その信頼性，正確性の確保が最も重要であるが，そのためには，適切な精度管理のもとで解析が行われることが不可欠である．現時点では，適切な精度管理のもとで分子生物学的解析の実施が可能な施設はいまだ必ずしも多くないこと，そのような拠点施設の整備と実際の臨床現場の連携をつくることも今後の重要な課題として指摘される．

　原発性悪性骨腫瘍の最終的な病理診断は，経験豊富な病理医により，臨床像，顕微鏡所見，免疫染色，分子生物学的解析の結果などを総合的に判断してなされるべきである．

文献

1) Puls F, et al. Histopathology 2014; **64**(4): 461-476.
2) Kim SK, et al. Hum Pathol 2016; **55**: 91-100.
3) Wustrack R, et al. JBJS Rev 2016; **4**(8).
4) de Andrea CE, et al. Surg Pathol Clin 2017; **10**(3): 537-552.
5) 戸口田淳也ほか. 整・災外 2016; **59**(8): 1025-1031.
6) Marrano P, et al. Am J Surg Pathol 2018; **42**(6): 744-749.
7) Song W, et al. Clin Sarcoma Res 2018; **8**: 16.
8) Salinas-Souza C, et al. Mod Pathol 2015; **28**(10): 1336-1342.
9) Righi A, et al. Am J Surg Pathol 2015; **39**(5): 691-699.
10) Amary MF, et al. J Pathol 2011; **224**(3): 334-343.
11) Wang L, et al. Genes Chromosomes Cancer 2012; **51**(2): 127-139.
12) Bridge RS, et al. Mod Pathol 2006; **19**(1): 1-8.
13) Lewis TB, et al. Mod Pathol 2007; **20**(3): 397-404.
14) Machado I, et al. Diagn Mol Pathol 2009; **18**(4): 189-199.
15) Antonescu CR, et al. Am J Surg Pathol 2017; **41**(7): 941-949.
16) Kao YC, et al. Am J Surg Pathol 2018; **42**(5): 604-615.
17) Sbaraglia M, et al. Virchows Arch 2020; **476**(1): 109-119.
18) Baumhoer D, et al. Genes Chromosomes Cancer 2019; **58**(2): 88-99.

Future Research Question 2

原発性悪性骨腫瘍の予後予測に対してノモグラムは有用か

要約

●骨肉腫および軟骨肉腫の予後予測にノモグラムは有用であるが，その他の悪性骨腫瘍の予後予測に関しては不明であり，ノモグラムによる治療成績の向上も明らかにされていない．
●原発性悪性骨腫瘍の予後予測に対するノモグラムの有用性に関しては Future Research Question である．

○解説○

　悪性腫瘍の治療を適切に行ううえで，それぞれの患者の予想される治療経過（予後）をあらかじめ予測し，リスクに応じた治療選択を行うこと，過不足ない経過観察を行うこと，患者に正確な情報提供を行うことは極めて重要である．

　腫瘍の進行度（臨床病期：stage）は患者の治療経過（予後）とよく相関することが認められており，悪性腫瘍の臨床の現場で広く用いられている．悪性骨腫瘍における病期分類としては TNM 分類，AJCC 分類，Surgical Staging 分類などが存在するが，TNM 分類 /AJCC 分類は，T：原発腫瘍，N：領域リンパ節，M：遠隔転移，G：病理組織学的分化度（悪性度）により悪性骨腫瘍を stage Ⅰ～Ⅳに分類するのに対して[1]，Surgical Staging 分類は，原発腫瘍がコンパートメント内か外か，組織学的悪性度，遠隔・リンパ節転移の有無により stage Ⅰ～Ⅲに分類する[2]．TNM/AJCC 分類と Surgical Staging 分類は，原発巣の評価法などに差異はあるが，これらの病期分類はいずれも悪性骨腫瘍の予後とよく相関する[3]．

　一方，これら現在の病期分類に用いられているパラメータ以外にも，年齢，病的骨折の有無，外科的切除縁，薬物療法の効果などは原発性悪性骨腫瘍の有意な予後因子であることが報告されている．たとえば肺転移を有する原発性悪性骨腫瘍は，TNM/AJCC 分類では stage Ⅳ，Surgical Staging 分類では stage Ⅲ に分類され，ともに予後不良とされるが，転移巣の切除可能性，化学療法の効果などによって，症例ごとに臨床経過は様々であり，個々の症例に応じた適切な治療法の選択に悩むことは多い．また，病的骨折を生じた骨肉腫，不十分な切除縁で切除された悪性骨腫瘍は，そうでないものに比べて予後不良であることが知られているが[4]，これら臨床的に重要な予後因子は現在の病期分類には反映されていない．

　ノモグラムは，多因子から数学的モデルにより正確な予測値をもたらす統計学に基づいた手法である．診断時における腫瘍の基本的なパラメータによって規定される stage と異なり，詳細な臨床病理学的特徴，患者背景，治療反応性など，より多くの個別的な因子も予測モデルに組み入れることが可能であり，個々の症例の臨床経過をより精緻に予測可能であることが期待される．本項では，ノモグラムが原発性悪性骨腫瘍の治療上有用であるかを，予後の予測，治療成績の向上，医療コストをアウトカムとしてシステマティックレビューを行った．予後の予測に関して5論文が抽出されたが，治療成績の向上，医療コストに関する論文は見出されなかった．

　5論文の内訳は，骨肉腫に関するノモグラムが4編[5〜8]，軟骨肉腫に関するものが1編で[9]，悪性骨腫瘍全体を対象としたものはみられなかった．Kim らは，術前化学療法と局所根治手術を受けた診断時遠隔転移のない四肢発生骨肉腫の5年無転移生存率を予測するノモグラムを，年齢，部

位，腫瘍の大きさ，術前化学療法の組織学的効果の 4 因子から作成し [5]，Ogura らは，同じく術前化学療法と局所根治手術を受けた診断時遠隔転移のない骨肉腫の 3 年および 5 年無転移生存率，全生存率を予測するノモグラムを，年齢，性別，部位，腫瘍の大きさ，病的骨折の有無，術前化学療法の組織学的効果の 6 因子から作成している [7]．一方，Song らは，grade 2 または 3 の軟骨肉腫の 3 年および 5 年全生存率を予測するノモグラムを，年齢，腫瘍の大きさ，組織亜型，組織学的グレード，遠隔転移の有無，原発巣に対する手術の有無の 6 因子から作成している [9]．いずれの研究においても，作成されたノモグラムの高い予後予測精度が示されている．しかし，ノモグラムの作成，妥当性の検証に用いられている症例数は，癌腫における同様の研究と比較すると少なく，異なる患者集団を用いて外的妥当性を検証している研究は数少ない．

　また，抽出された研究は，骨肉腫および軟骨肉腫におけるノモグラムによる予後予測精度の向上を示唆しているが，Ewing 肉腫などその他の原発性悪性骨腫瘍における予後予測精度の向上に関してはいまだ明らかにされていない．また，ノモグラムを用いることによる治療成績の向上も不明であり，医療コストに関して検討した研究はない．原発性悪性骨腫瘍に対するノモグラムの有用性に関しては Future Research Question である．

文献

1) TNM 悪性腫瘍の分類 第 8 版 日本語版，Brierley JD, Gospodarowicz MK, Wittekind C（編），UICC 日本委員会 TNM 委員会（訳），金原出版，2017: p.119-123.
2) Enneking WF, et al. Clin Orthop Relat Res 1980; **153**: 106-120.
3) 全国骨腫瘍登録一覧表，日本整形外科学会 骨・軟部腫瘍委員会 / 国立がん研究センター（編），2017.
4) Ogura K, et al. Outcome of treatment for osteosarcoma of the extremities over the last 20 years: Report from 11 referral centers in Japan. In: Ueda T and Kawai A (eds). Osteosarcoma. Springer 2016: 45-57.
5) Kim MS, et al. Ann Oncol 2009; **20**(5): 955-960.
6) Kim SH, et al. BMC Cancer 2014; **14**: 666.
7) Ogura K, et al. Cancer 2015; **121**(21): 3844-3852.
8) Cheng D, et al. Oncotarget 2017; **8**(57): 96935-96944.
9) Song K, et al. Clin Orthop Relat Res 2018; **476**(5): 987-996.

Clinical Question 6

小児の原発性悪性骨腫瘍に患肢温存手術は推奨されるか

推奨			
推奨文	推奨度	合意率	エビデンスの強さ
●小児の原発性悪性骨腫瘍に患肢温存手術を行うことを提案する.	2	78% (7/9)	C

【エビデンスの強さ】
　■C：効果の推定値に対する確信は限定的である
【推奨の強さ】
　■2：弱い（行うことを提案する）

○解説○

　四肢悪性骨腫瘍に対する手術療法は古くは切断術が一般的であったが，現在は患肢温存手術が多くの症例に適応されている．その方法には延長できるタイプを含めた人工関節置換や，自家骨移植，同種骨移植，処理骨を使用したもの，温熱療法を応用したものなど様々なものが存在する．NCCNのガイドラインでは骨肉腫の90％以上に患肢温存手術が成功裡に施行されていると述べられており，一般的な治療法として定着している[1~14]．しかし現在でも一部の症例には切断術や患肢温存手術と切断術の中間的手術である回転形成術も施行されている[4, 6, 12, 15]．これらの手術のランダム化比較研究（RCT）は存在せず，患肢温存は安全な切除縁が確保される症例に施行され，より腫瘍が進行し安全な患肢温存手術が困難と思われる症例に切断術が施行されていると推察され，術前の患者選択条件が異なっている点に留意すべきである．

　予後に関しては患肢温存手術と切断術に関し全生存期間を直接比較検討した論文は2編あり，いずれも生存率に差はない結果であった[10, 12]．しかしRCTでなく先述のようにそもそも切断術に進行例が多く含まれていると考えられ，各症例の病期が異なる可能性があるためバイアスリスクは高く，対象疾患，検討期間，患肢温存方法が均一でなく非一貫性も高い．患者背景が大きく異なる点に留意すべきである．

　術後機能に関しても患肢温存手術と切断術または回転形成術を直接比較した研究は3編あり，患肢温存手術の機能は良好である[4, 6, 10]．しかしRCTではなく，対象とする疾患，病期の差異が高いことが予想されバイアスリスクは高い．患肢温存の方法も様々であり非一貫性も高い．

　QOLの評価に関しては患肢温存手術と切断術または回転形成術に差はないとする研究が存在するが，回転形成術と切断術を同じカテゴリーとして扱っている点に注意が必要である[12]．

　有害事象の発生に関して患肢温存手術と切断術を比較検討した論文は2編あり[10, 12]，患肢温存手術では脚長差の補正に対する追加手術，合併症に対する追加手術などが生じやすい．しかしRCTでなく元々の病期が異なる可能性が高くバイアスリスクは高い．さらに対象疾患，検討期間，患肢温存方法が均一でなく非一貫性も高い．

　より低年齢の症例の場合，脚長差に対する追加手術を含め，多数回手術にならざるを得ないこと，患肢機能が十分でないことに留意すべきである．特に5歳以下の骨肉腫に対する患肢温存手術には

合併症，術後機能を含め問題点が多い[16, 17]．

　医療コストに関しては患肢温存手術を施行した場合，人工関節を利用することが多くコストが高くなるという報告があるが[5]，長期的な経過をみれば義肢も交換を必要とし，さらに今後の義足の高機能化からコストの増大のため切断術のほうがコストがかかるという見解もあり評価は困難である．

　総合的には，患肢温存手術の適応になる患者が切断術の適応になる患者に対して病期が早い可能性があるものの，患肢温存手術の予後悪化の報告はなく，患肢機能も良好である．実臨床の場では局所再発のリスクが少なく安全に手術が可能と判断される症例に患肢温存手術が施行されていると思われ，そのような症例に患肢温存手術を提案することはエビデンスレベルが高いとはいえないものの，弱く推奨する妥当性がある．

文献

1）National Comprehensive Cancer Network. NCCN clinical practice guidelines in oncology: Bone Cancer, 2019.
2）Hudson MM, et al. J Pediatr Oncol Nurs 1998; **15**(2): 60-69; discussion 70-71.
3）Puri A, et al. J Pediatr Orthop B 2011; **20**(5): 309-317.
4）Bekkering WP, et al. J Surg Oncol 2011; **103**(3): 276-282.
5）Haidar R, et al. Pediatr Blood Cancer 2008; **51**(6): 787-791.
6）Bekkering WP, et al. Pediatr Blood Cancer 2012; **58**(6): 978-985.
7）Futani H, et al. J Bone Joint Surg Am 2006; **88**(3): 595-603.
8）Schinhan M, et al. J Bone Joint Surg Am 2015; **97**(19): 1585-1591.
9）Takeuchi A, et al. BMC Musculoskelet Disord 2018; **19**(1): 185.
10）Han K, et al. Clin Orthop Relat Res 2017; **475**(6): 1668-1677.
11）Aponte-Tinao LA, et al. Clin Orthop Relat Res 2018; **476**(3): 548-555.
12）Bekkering WP, et al. Eur J Cancer Care (Engl) 2017; **26**(4).
13）Decilveo AP, et al. Orthopedics 2017; **40**(1): e157-e163.
14）Anghelescu DL, et al. Pediatr Blood Cancer 2017; **64**(3).
15）Gottsauner-Wolf F, et al. J Bone Joint Surg Am 1991; **73**(9): 1365-1375.
16）Savvidou OD, et al. Orthopedics 2019; **42**(4): 184-190.
17）Guillon MA, et al. BMC Cancer 2011; **11**: 407.

Background Question 3

原発性悪性骨腫瘍に対する患肢温存手術にはどのようなものがあるか

Future Research Question 3

原発性悪性骨腫瘍に対して患肢温存手術を行う場合，生物学的再建は有用か

要約

- 患肢温存手術には切除後の患肢短縮，人工関節置換，自家骨，処理骨，同種骨を用いた再建などがあり，それぞれに長所短所を持った術式である．
- 自家骨，処理骨，同種骨を用いた生物学的再建は骨癒合が完成すれば長期の安定した機能維持が期待されるが，その有用性については今後の研究が望まれる．

○解説○

　患肢温存手術の再建方法としてこれまで様々な工夫が行われており，多くの論文があるが，後ろ向きの観察研究だけであり，手術適応の決定には様々なバイアスが存在する．再建方法は主に腫瘍を広範切除したあとに，人工関節などの人工物を用いて再建する方法と，自家骨，処理骨，同種骨など骨再生が期待できる生物学手再建方法に大別されるが，両者を前向きに比較検討した研究はなく，いずれも後ろ向きな症例集積研究が存在するのみである．骨盤部の広範切除後には骨再建を行わず患肢を短縮する方法が選択されることもある．腫瘍の発生部位や再建方法，年齢，組織型など様々な因子があり各再建方法を一律に比較検討するのは困難である．骨肉腫が好発する膝周辺をはじめ，股関節，骨盤，足関節，肩関節を含む様々な部位に様々な患肢温存手術が存在する[1〜50]．

　骨肉腫が最も好発する大腿骨遠位部についての本邦の研究では，後ろ向きな解析で人工関節置換術後の Musculoskeletal Tumor Society（MSTS）の機能スコアでは 74 ± 18％，生物学的再建では 68 ± 17％と大きな差異はなかった[12]．

　生存率の改善については，骨肉腫に対して患肢温存手術を行った場合の 5 年生存率は 50 〜 80％，10 年生存率は 30 〜 70％程度と報告されている．切断に比べて患肢温存手術の生存率が劣る報告はない[43,48]．古くは「病的骨折症例は患肢温存の対象にならない」とされてきたが，現在では「広範切除が可能であれば，患肢温存が可能な症例も多い」とされている[4,9,30,32]．

　患肢温存手術にせよ切断術にせよ，切除断端が陽性の場合は高い局所再発率と生命予後の悪化が報告されている[20]．手術方法にかかわらず病的骨折は予後不良因子であるとする研究と，予後は変わらないとする研究があり，今後のさらなる研究が必要である[9,32,45]．しかし，いずれも症例数も少なく後ろ向きの観察研究なので，エビデンスレベルは高くない．

　有害事象については，再建方法によってそれぞれ異なる合併症が存在する．しかし，どのような再建をしたとしても深部感染は頻度の高い重要な合併症である．特に人工関節置換を長期追跡した研究では，5 年で 10％，10 年で 16％，20 年で 22％，30 年で 27％と経時的に感染の発生率が増加し，13.5％が最終的に切断にいたったとされている[33]．生物学的再建と腫瘍用人工関節による再建では感染，骨折，ルースニングといった合併症について有意差がなかった[12]とする報告もあるが，

生物学的再建のほうが合併症発生率が高かったとの報告もある[41]．血行再建が必要となる患肢温存手術においては 13 例中 5 例と高率に合併症のため切断術にいたったと報告されている[46]．

　現時点の解釈として，患肢温存手術は様々な方法があり，どの方法でも長期的な感染のリスクを含めた合併症の発生には注意を要する．ランダム化比較試験（RCT）は存在しないが，病的骨折を起こしても広範切除が達成されるなら患肢温存手術の結果が劣るとする研究はなく，広範切除が達成されるのであれば病的骨折例であっても患肢温存は安全である．

　生物学的再建の有用性については最終的に骨癒合が得られて関節面が温存される症例の場合，長期的に良好な機能の維持が期待されている．特に同種骨の入手が困難な本邦では温熱処理骨，術中照射骨，凍結処理骨などを用いた再建法の中長期的に良好な結果の報告があり，将来的にその有用性の評価や適応症例の選択などに関する研究が望まれ Future Research Question と判断した[51〜53]．

文献

1）Weitao Y, et al. Eur J Surg Oncol 2012; **38**(12): 1165-1170.
2）Meyer JS, et al. Pediatr Radiol 2004; **34**(8): 606-613.
3）Mavrogenis AF, et al. Eur J Orthop Surg Traumatol 2015; **25**(1): 5-15.
4）Ebeid W, et al. Cancer Control 2005; **12**(1): 57-61.
5）Abed R, et al. Cancer Treat Rev 2010; **36**(4): 342-347.
6）Bickels J, et al. Clin Orthop Relat Res 2002; **400**: 225-235.
7）Puri A, et al. Eur J Surg Oncol 2014; **40**(1): 27-33.
8）Yang Q, et al. Int Orthop 2010; **34**(6): 869-875.
9）Moradi B, et al. Int Orthop 2010; **34**(7): 1017-1023.
10）Kiss S, et al. Int Orthop 2013; **37**(1): 99-104.
11）Puri A, et al. J Pediatr Orthop B 2011; **20**(5): 309-317.
12）Futani H, et al. J Bone Joint Surg Am 2006; **88**(3): 595-603.
13）Cho HS, et al. J Bone Joint Surg Br 2012; **94**(10): 1414-1420.
14）Wright EH, et al. J Plast Reconstr Aesthet Surg 2008; **61**(4): 382-387.
15）Bickels J, et al. J Foot Ankle Surg 2002; **194**(4): 422-435.
16）Angelini A, et al. Orthopedics 2015; **38**(2): 87-93.
17）DiCaprio MR, et al. J Am Acad Orthop Surg 2003; **11**(1): 25-37.
18）堀田哲夫 . 関節外科 2005; **24**(7): 878-884.
19）森岡秀夫ほか . 整・災外 2006; **49**(3): 259-266.
20）Bertrand TE, et al. Clin Orthop Relat Res 2016; **474**(3): 677-683.
21）Jeys LM, et al. Clin Orthop Relat Res 2017; **475**(3): 842-850.
22）Whelan J, et al. Clin Sarcoma Res 2018; **8**(1).
23）Chen Y, et al. Orthop Surg 2016; **8**(2): 139-149.
24）Pala E, et al. Acta Biomed 2017; **88**(2 -S): 129-138.
25）Kamal AF, et al. Acta Med Indones 2016; **48**(3): 175-183.
26）Faisham WI, et al. Asia Pac J Clin Oncol 2017; **13**(2): e104-e110.
27）Li J, et al. Clin Orthop Relat Res 2017; **475**(8): 2095-2104.
28）Morris CD, et al. JBJS Rev 2017; **5**(7): e7.
29）Houdek MT, et al. J Surg Oncol 2016; **114**(4): 501-506.
30）Poudel RR, et al. J Surg Oncol 2017; **115**(5): 631-636.
31）van Egmond-van Dam JC, et al. J Surg Oncol 2017; **115**(8): 1028-1032.
32）Haynes L, et al. Pediatr Blood Cancer 2017; **64**(4).
33）Grimer RJ, et al. Bone Joint J 2016; **98-B**(6): 857-864.
34）Bekmez S, et al. Acta Orthop Traumatol Turc 2016; **50**(6): 674-680.
35）Benevenia J, et al. Clin Orthop Relat Res 2016; **474**(2): 539-548.
36）Bus MP, et al. Clin Orthop Relat Res 2017; **475**(3): 708-718.
37）Calabró T, et al. Eur J Orthop Surg Traumatol 2016; **26**(4): 415-421.
38）Jauregui JJ, et al. Indian J Surg Oncol 2018; **9**(2): 232-240.
39）Zhang C, et al. Int Orthop 2018; **42**(4): 927-938.
40）Holm CE, et al. Int Orthop 2018; **42**(5): 1175-1181.
41）Li G, et al. J Biol Regul Homeost Agents 2018; **32**(4): 891-897.
42）Li X, et al. J Bone Oncol 2016; **5**(1): 15-21.

43) He X, et al. J Orthop Surg Res 2017; **12**(1): 5.
44) Yao W, et al. Oncol Lett 2017; **14**(5): 5241-5248.
45) Zhou Y, et al. Oncotarget 2017; **8**(42): 73037-73049.
46) Teixeira LEM, et al. Rev Bras Ortop 2017; **52**(6): 714-719.
47) Kotwal S, et al. Sarcoma 2016; **2016**: 6318060.
48) Han G, et al. World J Surg 2016; **40**(8): 2016-2027.
49) Kunisada T, et al. Clin Orthop Relat Res 2019; **477**(8): 1892-1901.
50) Gebert C, et al. J Surg Oncol 2011; **103**(3): 269-275.
51) Sugiura H, et al. Arch Orthop Trauma Surg 2012; **132**(12): 1685-1695.
52) Zekry KM, et al. Int Orthop 2017; **41**(7): 1481-1487.
53) Oike N, et al. Bone Joint J 2019; **101-B**(9): 1151-1159.

転移のない原発性悪性骨腫瘍に通常の補助放射線治療は有用か

推奨			
推奨文	推奨度	合意率	エビデンスの強さ
●転移のない原発性悪性骨腫瘍に通常の補助放射線治療を行うことを提案する.	2	100% (9/9)	C

【エビデンスの強さ】
   ■ C：効果の推定値に対する確信は限定的である
【推奨の強さ】
   ■ 2：弱い（行うことを条件付きで提案する）

○解説○

　転移のない原発性悪性骨腫瘍に対する治療の中心は手術による完全切除である．通常の放射線治療が補助として有用であるかを，アウトカムを局所再発率の低下，全生存率の改善，有害事象の発生，QOL の低下に設定してシステマティックレビューを実施した．局所再発率の改善については 7 論文を，全生存率の改善については 1 論文を解析した．Ewing 肉腫症例に対するイギリスとドイツの施設が共同で実施した化学療法レジメンに関するランダム化比較試験（RCT）研究結果を論述した文献[1]では，局所治療として手術と放射線治療の両方を実施した率が前者では 18%，後者では 59% であり，イギリスでは放射線治療を実施する症例が少なかった．局所再発がイギリスで 22%，ドイツで 7% であり，局所制御における放射線治療が寄与していることを示唆している．死亡に対するリスクもイギリスではドイツより 30% 高かったが有意差はなかった（$p = 0.08$）．骨 PNET/Ewing 肉腫において，手術と手術＋放射線治療による局所再発率はそれぞれ 4.6%，10.2% で有意差がないとした文献[2]がある．特に Ewing 肉腫における術後補助放射線治療（照射量の中央値 45Gy）の有用性について解析した文献[3]では，手術単独と比較して有意に局所制御が良好であった（$p = 0.02$）．また全生存率には両群間に有意差は認めなかった．Ewing 肉腫以外の報告について，骨肉腫に対する補助放射線治療について，照射なし群と比較して局所制御率に有意差は認めないものの，忍容性のある治療として報告した文献[4]がある．

　有害事象について 4 論文を評価した．Ewing 肉腫において手術＋放射線治療では 69%，手術単独群では 75% に認められたとの報告[5]があるが，手術群では 4 例中 3 例に認めたとの報告であり，症例数が少なくエビデンスレベルは低い．骨肉腫において手術＋放射線治療で 72 例中 6 例（8%）に有害事象を認めたとの報告[4]がある．一方，QOL 低下について報告している論文は検出できなかった．

　転移のない原発性悪性骨腫瘍に対して手術に補助放射線治療を実施するかについては，Ewing 肉腫においての報告が多く認められた．局所再発率については Ewing 肉腫においてその有用性を認める論文があるが，結果は一貫していない．また全生存率に与える影響は明らかでなかった．有害事象についても放射線治療を実施する場合と実施しない場合で明確な比較ができなかった．本 CQ である転移のない原発性悪性骨腫瘍に対する補助放射線治療の有用性については，Ewing 肉腫

において限定的に有用である可能性があるが，ほかの腫瘍については有用であるエビデンスがなかった．手術だけでは局所制御が困難な Ewing 肉腫症例においては患者が放射線治療を追加することを希望する可能性がある．また通常の放射線治療はがん治療施設であれば治療可能であり，保険適用であることは患者が受療しやすいといえる．

文献

1）Whelan J, et al. Clin Sarcoma Res 2018; **8**(1).
2）Bacci G, et al. J Clin Oncol 2000; **18**(4): 885-892.
3）Foulon S, et al. Eur J Cancer 2016; **61**: 128-136.
4）Sole CV, et al. Radiother Oncol 2016; **119**(1): 30-34.
5）Ng VY, et al. J Surg Oncol 2015; **112**(8): 861-865.

Clinical Question 8

切除不能あるいは手術によって重篤な機能障害が予想される原発性悪性骨腫瘍に通常の放射線治療は有用か

推奨			
推奨文	推奨度	合意率	エビデンスの強さ
●切除不能あるいは手術によって重篤な機能障害が予想される原発性悪性骨腫瘍患者に通常の放射線治療を行うことを提案する.	2	100% (9/9)	D

【エビデンスの強さ】
■ D：効果の推定値がほとんど確信できない

【推奨の強さ】
■ 2：弱い（行うことを提案する）

○解説○

原発性悪性骨腫瘍に対する治療は，手術治療を中心として組織型によって化学療法や放射線治療が有用なものがある．腫瘍の発生部位や大きさによっては手術が困難な場合がある．本 CQ におけるシステマティックレビューでは，アウトカムとして局所制御率の改善，全生存率の改善を益として，有害事象を害として重要視した．

局所制御に関しては 12 論文，全生存率に関しては 11 論文をそれぞれ抽出し評価した．転移のある Ewing 肉腫患者 29 例の解析では[1]，放射線治療のみによる 5 年局所制御率は 68%，手術のみでは 50%，5 年生存率は放射線治療のみでは 45%，手術のみでは 0% であった．

骨肉腫 100 例について，局所治療を放射線治療単独群と手術＋放射線治療群に分けて解析した文献[2]では，5 年局所制御率は放射線治療単独 22%，放射線治療＋手術 48%．5 年生存率は放射線治療単独 26%，放射線治療＋手術 62% であった．

下肢発生 Ewing 肉腫 53 例の解析では[3]，放射線治療単独群は手術＋放射線治療群と比較して，生存率に差はなかったが，局所制御率は低かった（$p = 0.03$）．956 例の Ewing 肉腫患者に対する COG study では[4]，全体のコホートでは手術群では再発率 7.3%，放射線単独群 15.3%，手術＋放射線群で 6.6% と放射線単独群で有意に局所制御率が悪く（$p < 0.01$），多変量解析でも放射線治療が独立した危険因子（hazard ratio 2.40, $p < 0.01$）であった．生存率において National Cancer Database を使用した研究では[5]，40 歳未満の Ewing 肉腫 1,031 例中，放射線単独 344 例，手術単独 477 例，手術＋放射線 210 例の解析で，放射線単独が予後不良の傾向があった（$p = 0.07$）．

有害事象については 6 論文を評価した．Ewing 肉腫は若年に発症することが多いことから放射線治療による有害事象，特に晩期合併症である二次がんの発生が問題となる．遠隔転移のない Ewing 肉腫 612 例の解析では[6]，二次がんは 1.6% に認めたが，放射線治療の有無による発生率の差は認めなかった．放射線治療単独群での治療後の TESS による機能評価において良好な結果の報告[3]もある．手術単独，放射線単独，手術＋放射線の 3 つの治療群に分けて解析した文献[7]では，MSTS，SF-12 に有意差は認めなかった．

　切除が困難な原発性悪性骨腫瘍に対する通常の放射線治療の有効性に関する報告はすべて後ろ向き研究であり，多くは Ewing 肉腫に関するものであった．Ewing 肉腫について，放射線治療単独群の局所制御率は手術＋放射線治療群と比較して劣性を示すことが多い．しかし，大半の報告は放射線治療単独群と手術＋放射線治療群を比較した内容であり，本 CQ にある「切除不能あるいは手術によって重篤な機能障害が予想される」症例を純粋に解析した報告はほとんどない．したがって手術不能の Ewing 肉腫症例に対しては放射線治療の有用性はあると考えられる．手術が困難な Ewing 肉腫症例であれば患者は通常の放射線治療を希望すると考えられる．またがん診療施設であれば保険適用として受けられる治療である．Ewing 肉腫に対する放射線治療については CQ 12 も参照されたい．一方，ほかの原発性悪性骨腫瘍に関する有用性を示すエビデンスはほとんどない．したがって，切除不能あるいは手術によって重篤な機能障害が予想される原発性悪性骨腫瘍に対する通常の放射線治療は，対象を Ewing 肉腫に限定すれば条件付きで推奨することができる．切除不能あるいは手術によって重篤な機能障害が予想される原発性悪性骨腫瘍に対する粒子線治療に関する CQ 9 も参照されたい．

文献

1）Paulino AC, et al. Am J Clin Oncol 2013; **36**(3): 283-286.
2）Schwarz R, et al. Cancer Treat Res 2009; **152**: 147-164.
3）Indelicato DJ, et al. Int J Radiat Oncol Biol Phys 2008; **70**(2): 501-509.
4）Ahmed SK, et al. Int J Radiat Oncol Biol Phys 2017; **99**(5): 1286-1294.
5）Miller BJ, et al. J Surg Oncol 2017; **116**(3): 384-390.
6）Ning MS, et al. J Med Imaging Radiat Oncol 2016; **60**(1): 119-128.
7）Ng VY, et al. J Surg Oncol 2015; **112**(8): 861-865.

Clinical Question 9

切除不能あるいは手術によって重篤な機能障害が予想される原発性悪性骨腫瘍に粒子線治療は有用か

推奨			
推奨文	推奨度	合意率	エビデンスの強さ
●切除不能あるいは手術によって重篤な機能障害が予想される原発性悪性骨腫瘍に粒子線治療を行うことを提案する.	2	100% (11/11)	D

【エビデンスの強さ】
　　■　D：効果の推定値がほとんど確信できない
【推奨の強さ】
　　■　2：弱い（行うことを提案する）

○解説○

　原発性悪性骨腫瘍に対する治療は，手術治療を中心として組織型によって化学療法や放射線治療が有用なものがある．腫瘍の発生部位や大きさによっては手術が困難な場合がある．本 CQ におけるシステマティックレビューでは，アウトカムとして局所制御率の改善，全生存率の改善，QOL の維持を益として，有害事象とコストの増大を害として重要視した．

　局所制御，全生存率については対照を有する報告がほとんどなく，重粒子線・陽子線の治療成績を報告する症例集積研究が大半であり，脊索腫と軟骨肉腫以外はまとまった報告が少なかった．本 CQ における PICO の Patients が手術困難な症例であることを考慮すると，ある程度の局所制御率が得られれば粒子線の益はあると考えられる．手術困難な症例に対する通常の放射線治療の成績については CQ 8 を参照されたい．仙骨脊索腫の 188 例に対する重粒子線治療の成績[1]では，局所の無再発生存率は 5 年で 77.2%，全生存率が 81.1% と良好な成績を報告している．有害事象は皮膚障害の grade 3 ～ 4 が 3 例のみ，神経障害の grade 3 が 6 例と受容できる結果を示した．日本の陽子線センターからの多施設共同研究[2]では，骨原発肉腫 96 例（脊索腫 72 例，軟骨肉腫 20 例，骨肉腫 4 例）に対する陽子線治療の成績を示し，5 年無再発生存率 71.1%，5 年全生存率 75.3% と良好な成績であった．有害事象は急性期あるいは晩期で grade 3 以上を 9 例に認めた．

　脊索腫，軟骨肉腫に対する報告が多いなか，椎体発生の 48 例の肉腫に対する重粒子線治療の成績を報告した文献[3]では，平均年齢 54 歳，骨肉腫 13 例，MFH（骨原発悪性線維性組織球腫）7 例を含み，無再発生存率が 3 年と 5 年ともに 79%，3 年の全生存率が 59%，5 年が 52%，有害事象としては椎体の圧潰が 7 例にみられた．小児骨肉腫 26 例に対する重粒子線の治療成績[4]では，平均年齢 16 歳，3 年局所無再発生存率 69.9%，5 年で 62.9%，全生存率が 3 年で 50%，5 年で41.7% であった．

　海外からの報告で，ドイツからの重粒子線 152 例の報告[5]では，頭蓋部の脊索腫と軟骨肉腫 87 例，脊椎と仙骨の脊索腫と軟骨肉腫 17 例を含み，局所制御率は 3 年で脊索腫 81%，軟骨肉腫 100%，全生存率は 3 年で頭頚部の脊索腫と軟骨肉腫で 91%，grade 4 ～ 5 の有害事象はなかった．イタリアからの陽子線治療 21 例の安全性に関する研究報告[6]では，頭蓋底，仙骨発生の脊索腫，軟骨肉

腫に対して治療を実施し，有害事象は grade 1 が 18 例，grade 2 が 4 例と重篤なものはなかった．Ewing 肉腫に対する粒子線治療の報告は少なかった．通常の放射線治療の効果が期待できるため CQ 8 を参照されたい．

　QOL の維持を評価した文献はほとんどなく，Future Research Question と考えられる．

　粒子線治療の報告は脊索腫，軟骨肉腫に多く，骨肉腫や Ewing 肉腫などではまだ報告が少なかった．Ewing 肉腫では通常の放射線治療の効果が期待できるが，骨肉腫など放射線感受性が良好とはいえない腫瘍については手術が困難であった場合，多くは体幹部発生の腫瘍であるが，患者は粒子線治療を希望する場合が多いと考えられる．また粒子線治療は手術が困難な骨原発性肉腫に対しては保険適用となっているが，一方まだ実施できる施設が限られているため，すべての患者にとってアクセスがよいわけではない．RCT がないためエビデンスレベルは低いが，局所制御や生存に関する効果の大きさは大きいと考えられる．したがって，切除不能あるいは手術によって重篤な機能障害が予想される原発性悪性骨腫瘍に対する粒子線治療は，条件付きで推奨することができる．

文献

1) Imai R, et al. Int J Radiat Oncol Biol Phys 2016; **95**(1): 322-327.
2) Demizu Y, et al. Cancer Sci 2017; **108**(5): 972-977.
3) Matsumoto K, et al. Cancer 2013; **119**(19): 3496-3503.
4) Mohamad O, et al. Oncotarget 2018; **9**(33): 22976-22985.
5) Schulz-Ertner D, et al. Int J Radiat Oncol Biol Phys 2004; **58**(2): 631-640.
6) Tuan J, et al. J Radiat Res 2013; **54** Suppl 1: i31-i42.

Background Question 4

切除可能な高悪性度骨肉腫に対して補助化学療法は有用か

要約

●転移のない高悪性度骨肉腫に対する補助化学療法の有用性は，1980年代初頭に行われたランダム化比較試験（RCT）で確認され，現在にいたるまでその骨格は大きく変わることなく標準治療となっている．

●一方，術前補助化学療法の意義，患肢温存に対する補助化学療法の益は明らかになっていない．

○解説○

転移のない高悪性度骨肉腫に対して手術単独では2年無病生存割合が20％未満と著しく不良であり，治療成績の改善が不可欠である．補助治療としての多剤併用化学療法の有用性は，2つのRCTにより確立された．のちにMIOS（Multi-Institutional Osteosarcoma Study）と呼ばれるRCTでは，①組織学的に高悪性度骨肉腫であり，②CTと骨シンチグラムで転移を認めず，③四肢発生で，④病理組織学的に断端陰性で原発巣が切除されている，⑤30歳未満の患者を対象に，経過観察群に対して補助化学療法群が有意に無再発生存期間を延長するかが検証された[1]．補助化学療法には，high dose methotrexate，doxorubicin，cisplatin，bleomycin，cyclophosphamide，actinomycin Dが用いられた．手術単独群の2年無再発割合が $17 \pm 9\%$（$\pm$ SE）であったのに対し，補助化学療法群のそれは $66 \pm 13\%$ であり，log rank検定にて有意差が示された（$p < 0.001$）．また同RCTの長期経過観察結果の報告[2]では，非ランダム化例も加えての結果であるものの，手術単独群の6年全生存割合が50％であったのに対し，補助化学療法群のそれは71％であり，全生存期間についてもlog rank検定にて有意差が示された（$p = 0.037$）．もう1つのRCT[3]では，doxorubicin動注と照射の後のランダム化ではあるが，経過観察群の平均2年経過観察での無病生存割合と全生存割合が各々20％と48％であったのに対し，術後補助化学療法実施群は各々55％と80％であり，Mantel-Cox解析にて両者とも術後補助化学療法実施群が優っていた（$p < 0.01$）．

術前補助化学療法による患肢温存割合の上昇は益と考えられる．術前術後に補助化学療法を行った群と，術後のみに補助化学療法を行った群を比較した報告[4]では，患肢温存割合は両群ともほぼ50％であり，補助化学療法による患肢温存割合の増加は明らかではない．

補助化学療法による有害事象は補助化学療法実施群にのみ発生する．MIOSでは18例中1例に急性肝不全による治療関連死が報告されている[1]．毒性の評価方法が現在とは異なるが，severe以上の血球減少が49％に，悪心・嘔吐が21％に，肝毒性が17％に，粘膜炎が14％に生じたが対応可能であったと報告された．その他一般的には，骨肉腫に対する補助化学療法により，発熱性好中球減少症，doxorubicinによる心毒性，cisplatinによる難聴，腎機能障害，妊孕性の障害などが有害事象として発生しうる．

上記のRCTにはバイアスリスクが小程度みられるが，補助化学療法による全生存期間の改善に関する益は大きく，有害事象に見合う利益が得られると判断されるため，補助化学療法は全患者に行うことを強く推奨する．切除可能な高悪性度骨肉腫に対する補助化学療法は，骨肉腫の診療を行うほぼすべての臨床医が実施していると思われ，標準治療と判断されるため，本CQは策定委員会にてBackground Questionと決定した．

　なお，初期治療に ifosfamide を用いるかどうかについては否定的な臨床試験結果があること，また，現在進行中の臨床試験もあるため，現時点では言及できない．

文献

1）Link MP, et al. N Engl J Med 1986; **314**(25): 1600-1606.
2）Link MP, et al. Clin Orthop Relat Res 1991; **270**: 8-14.
3）Eilber F, et al. J Clin Oncol 1987; **5**(1): 21-26.
4）Goorin AM, et al. J Clin Oncol 2003; **21**(8): 1574-1580.

Clinical Question 10

切除不能な再発・進行性高悪性度骨肉腫に対して薬物療法は有用か

推奨			
推奨文	推奨度	合意率	エビデンスの強さ
●切除不能な再発・進行性高悪性度骨肉腫に対して薬物療法を行うことを提案する.	2	100% (12/12)	C

【エビデンスの強さ】
■ C：効果の推定値に対する確信は限定的である
【推奨の強さ】
■ 2：弱い（行うことを提案する）

○解説○

　転移のない骨肉腫患者の初期治療成績は1980年代から積極的に行われた補助化学療法により大きく改善し, 5年生存割合は6割を超えるようになった. しかし, その後の30年間の進歩は乏しく, 現在でも初期治療後に約4割の患者は再発し, その8割以上は死亡している. また, 初発時より転移を有する患者が約3割存在し, 転移のない患者と同様の治療が行われることが多いが, 治療成績はより不良である. 進展形式としては肺転移が最も多く, 切除可能なものは積極的に肺転移切除が行われているが, 切除不能になると薬物療法のみが治療選択肢となる. これまでに報告された臨床試験の結果から「切除不能な再発・進行性高悪性度骨肉腫に対して薬物療法は有用か」が明らかになれば, 日常診療において治療を選択するうえで大きな助けになることが期待される.

　初回のエビデンス抽出では4件の第Ⅱ相試験が抽出された. 検索期間以降に2つのプラセボ対照第Ⅱ相試験の結果が報告されたこと, システマティックレビューおよび日常的に使用されているifosfamideについての文献が抽出されていなかったため, 検索式を変更して再検索した. その結果, 19件の第Ⅱ相試験と1つのシステマティックレビューが抽出された（検索式は巻末参照）.

　システマティックレビューに引用されている文献を中心に, 26件の文献をハンドサーチで追加し, 計49件の論文をエビデンスとした. 第Ⅲ相試験はなく, すべてが探索的な第Ⅱ相試験の結果であった. プラセボ対照としたランダム化第Ⅱ相試験が2件であった. また, 対象がやや異なるが, 2つの併用療法を比較したものが1件であった.

　再発・進行性高悪性度骨肉腫に対する薬物療法は, 主に単アームの探索的な試験が行われてきた. 1990年代にifosfamide単剤[1, 2]ないしはetoposideとの併用（IE）[3, 4], あるいはetoposideとcarboplatinの併用（ICE）[5]が試みられた. ifosfamideは$6\,g/m^2$/courseから$14\,g/m^2$/courseの高用量まで用いられた. 奏効割合は15.6〜62.5%と高く, 完全奏効（CR）も5.3〜37.5%に認めた. 対象患者にはすでに前治療でifosfamideが投与された患者も含まれており, より高用量を投与することでの有効性が報告されている. 一方, 骨髄抑制を主とする毒性も強く, 74〜100%にgrade 3以上の好中球減少, 25〜30%にgrade 3以上の血小板減少, 27〜50%に発熱性好中球減少が報告されている. 血液外毒性でもgrade 3以上のクレアチニン上昇が25%に, 中枢性および末梢性の神経毒性が5.8%に, 出血性膀胱炎の徴候と思われる血尿が2%に報告されている. ICE療法で

は他がん種も含めた 162 例中 2 例の治療関連死が発生した[5]．また，IE 療法では他がん種も含めた 294 例中 3 例に治療関連死が発生した[4]．無治療との比較がなされていないため，どの程度の生存期間延長が期待されるのかは不明でありエビデンスは弱いが，CR が得られた患者が一定数報告されており，治療に対する希望が高いことに鑑みると，切除不能な再発・進行性高悪性度骨肉腫に対して高用量 ifosfamide を主とする薬物療法を行うことは弱く推奨できる．

同じアルキル化薬である cyclophosphamide に，nogitecan hydrochloride[6]，etoposide[7, 8]，あるいは vinorelbine ditartrate[9] を各々併用した治療も各々 18％，19 ～ 28.6％，10％の奏効割合が報告されている．grade 3 以上の好中球減少と血小板減少が各々 53％，44％との報告もされているが，中枢神経毒性の報告は少ない．神経毒性などのために ifosfamide が使用できない場合は治療選択肢となりうる．

2010 年以降，gemcitabine hydrochloride と他剤の併用療法も報告されている．奏効率は oxaliplatin[10]，docetaxel hydrate[11, 12]，sirolimus[13] との併用で各々 8.3％，7.1 ～ 17.1％，5.8％と報告されている．血液毒性は弱いものの，アレルギー反応，肺臓炎，浮腫，皮膚障害などの血液外毒性が報告されている．gemcitabine hydrochloride，oxaliplatin，docetaxel hydrate，sirolimus には骨肉腫に対する保険適用はない．

上記の薬剤のほかに，5-fluorouracil/leucovorin 療法[14]，paclitaxel[15]，trabectedin[16]，nogitecan hydrochloride（単剤）[17, 18]，oxaliplatin（単剤）[19]，ixabepilone[20]，pemetrexed[21, 22]，rebeccamycin[23]，docetaxel hydrate（単剤）[24, 25]，eribulin[26] などの有効性が第 II 相試験で検討された．奏効割合は docetaxel hydrate の 8.3 ～ 9.5％，pemetrexed の 0 ～ 3.1％以外はすべて 0％であった．cisplatin の吸入療法の奏効率は 19 例中 7 例（21.1％）であった[27]．

2008 年からは小分子化合物の試験結果も報告されている．imatinib mesylate[28, 29]，sorafenib[30]，sorafenib と everolimus の併用[31]，dasatinib[32]，apatinib[33]，regorafenib[34, 35]，cabozantinib[36] の第 II 相試験が行われ，各々 0％，8.6％，5.3％，6.3％，43.2％，7.4 ～ 13.6％，17.0％の奏効割合が報告されている．血液毒性は軽度であるが，皮膚・粘膜障害，気胸，下痢，高血圧，倦怠感などの血液外毒性が多い．dasatinib では 200 例中 1 例に治療関連死が発生した．プラセボを対象とした RCT として，regorafenib を試験薬に用いた 2 つの第 II 相試験の結果が報告されている．これらの試験でも primary endpoint は無増悪生存期間あるいは 8 週での無増悪割合であり，かつプラセボ群に cross over を許容しているため，全生存期間の比較は困難である．具体的には，Duffaud らによる全生存期間は，プラセボ群が 5.9 ヵ月（95％ CI 1.3 ～ 16.4 ヵ月）に対し，試験治療群が 11.3 ヵ月（95％ CI 5.9 ～ 23.9 ヵ月）[34]，Davis らによる全生存期間は，プラセボ群が 13.4 ヵ月（95％ CI 8.5 ～ 38.1 ヵ月）に対し，試験治療群が 11.1 ヵ月（95％ CI 4.7 ～ 26.7 ヵ月）であった[35]．無増悪生存期間（PFS）については，Duffaud らによる報告ではプラセボ群の PFS が 0.94 ヵ月（95％ CI 0.69 ～ 1.31 ヵ月）に対し，試験治療群が 3.8 ヵ月（95％ CI 1.83 ～ 6.26 ヵ月）であり，試験治療群に PFS の延長がみられると思われるが統計学的検討はされていない．Davis らの報告ではプラセボ群の PFS が 1.7 ヵ月（95％ CI 1.2 ～ 1.8 ヵ月）に対し，試験治療群が 3.6 ヵ月（95％ CI 2.0 ～ 7.6 ヵ月）であり，HR が 0.42（95％ CI 0.21 ～ 0.85）と，試験治療群に PFS の延長がみられた．奏効割合については試験治療群に 10％前後（Duffaund 8％，Davis 13.6％）の奏効がみられた．一方，有害事象の発生については下痢や高血圧を主として 24 ～ 64％の患者に grade 3 以上の有害事象が発生した．今後の治療開発が期待されるが，現時点でのエビデンスは弱い．

2010 年からは免疫療法の結果が報告されている．R1507[37]，cixutumumab[38]，cixutumumab と temsirolimus の併用[39]，robatumumab[40]，pembrolizumab[41]，glembatumumab vedotin[42] の第 II 相試験結果が報告されており，各々の奏効割合は 5.3％（2/38），0％（0/10），0％（0/11），0％

（0/29），5.3%（1/19），4.5%（1/22）と低い結果であった．血液毒性の頻度は低いが，間質性腎炎，肺臓炎，副腎不全で治療中止となる例が少数例発生した．また robatumumab では半数例になんらかの grade 3 以上の有害事象が発生した．免疫チェックポイント阻害薬も期待される薬剤であるが，エビデンスは弱い．

その他に，骨転移を主な標的とした ^{153}Smariumu-EDTMP と幹細胞移植を併用した 2 試験[43, 44]，GM-CSF の吸入療法[45]，rexin-G による遺伝子治療[46]，L-alanosine[47]，recombinant interleikinn-1α と etoposide の併用療法[48]などが報告されているが，recombinant interleikinn-1α と etoposide の併用療法が 8 例中 3 例に部分奏効となった以外は，奏効割合はすべて 0% であった．

再発・進行性高悪性度骨肉腫に対する超大量化学療法についても検討されてきた．対象がやや異なるが，切除が可能な原発巣あるいは転移巣の再発に対して，腫瘍の完全な切除と，doxorubicin, cisplatin, ifosfamide, etoposide の 4 剤による治療を 4 コース行う B 群に対して，900 mg/m^2 の高用量 thiotepa 投与とその後の造血器幹細胞移植を追加する A 群とのランダム化第 II 相試験が行われ，2019 年に結果が報告された[49]．A 群と B 群の生存期間中央値は各々 27.4 ヵ月と 24.8 ヵ月で，HR は 0.826（95% CI 0.393 ～ 1.734，$p = 0.6123$）であり，生存期間の延長は確認されなかった．

以上より，現時点で切除不能の再発・進行性高悪性度骨肉腫に対する薬物療法は，益のアウトカムが害のアウトカムを優っているとはいえない．一方で，主な患者層が小児や AYA 世代であることを考えると，ある程度の害が想定されてもわずかな益を求める場面が多いと考えられ，高用量の ifosfamide 単剤あるいは IE 療法，ICE 療法の実施は提案できる．

文献

1）Berrak SG, et al. Pediatr Blood Cancer 2005; **44**(3): 215-219.
2）Patel SR, et al. J Clin Oncol 1997; **15**(6): 2378-2384.
3）Gentet JC, et al. Eur J Cancer 1997; **33**(2): 232-237.
4）Kung FH, et al. Cancer 1993; **71**(5): 1898-1903.
5）Van Winkle P, et al. Pediatr Blood Cancer 2005; **44**(4): 338-347.
6）Saylors RL 3rd, et al. J Clin Oncol 2001; **19**(15): 3463-3469.
7）Rodríguez-Galindo C, et al. J Pediatr Hematol Oncol 2002; **24**(4): 250-255.
8）Berger M, et al. Cancer 2009; **115**(13): 2980-2987.
9）Minard-Colin V, et al. Eur J Cancer 2012; **48**(15): 2409-2416.
10）Geoerger B, et al. Eur J Cancer 2011; **47**(2): 230-238.
11）Fox E, et al. Oncologist 2012; **17**(3): 321.
12）Palmerini E, et al. BMC Cancer 2016; **16**: 280.
13）Martin-Broto J, et al. Ann Oncol 2017; **28**(12): 2994-2999.
14）Pratt CB, et al. Cancer 1994; **74**(9): 2593-2598.
15）Patel SR, et al. Cancer 1996; **78**(4): 741-744.
16）Laverdiere C, et al. Cancer 2003; **98**(4): 832-840.
17）Blaney SM, et al. Clin Cancer Res 1998; **4**(2): 357-360.
18）Hawkins DS, et al. Pediatr Blood Cancer 2006; **47**(6): 790-794.
19）Beaty O 3rd, et al. Pediatr Blood Cancer 2010; **55**(3): 440-445.
20）Jacobs S, et al. Clin Cancer Res 2010; **16**(2): 750-754.
21）Duffaud F, et al. Eur J Cancer 2012; **48**(4): 564-570.
22）Warwick AB, et al. Pediatr Blood Cancer 2013; **60**(2): 237-241.
23）Langevin A, et al. Pediatr Blood Cancer 2008; **50**(3): 577-580.
24）McTiernan A, et al. Sarcoma 2004; **8**(2-3): 71-76.
25）Zwerdling T, et al. Cancer 2006; **106**(8): 1821-1828.
26）Isakoff MS, et al. Pediatr Blood Cancer 2019; **66**(2): e27524.
27）Chou AJ, et al. Pediatr Blood Cancer 2013; **60**(4): 580-586.
28）Bond M, et al. Pediatr Blood Cancer 2008; **50**(2): 254-258.
29）Chugh R, et al. J Clin Oncol 2009; **27**(19): 3148-3153.
30）Grignani G, et al. Ann Oncol 2012; **23**(2): 508-516.
31）Grignani G, et al. Lancet Oncol 2015; **16**(1): 98-107.

32) Schuetze SM, et al. Cancer 2016; **122**(6): 868-874.

33) Xie L, et al. Oncologist 2019; **24**(7): e542-e550.

34) Duffaud F, et al. Lancet Oncol 2019; **20**(1): 120-133.

35) Davis LE, et al. J Clin Oncol 2019; **37**(16): 1424-1431.

36) Italiano A, et al. Lancet Oncol 2020; **21**(3): 446-455.

37) Pappo AS, et al. Cancer 2014; **120**(16): 2448-2456.

38) Weigel B, et al. Pediatr Blood Cancer 2014; **61**(3): 452-456.

39) Wagner LM, et al. Pediatr Blood Cancer 2015; **62**(3): 440-444.

40) Anderson PM, et al. Pediatr Blood Cancer 2016; **63**(10): 1761-1770.

41) Tawbi HA, et al. Lancet Oncol 2017; **18**(11): 1493-1501.

42) Kopp LM, et al. Eur J Cancer 2019; **121**: 177-183.

43) Loeb DM, et al. Cancer 2010; **116**(23): 5470-5478.

44) Berger M, et al. Ann Oncol 2012; **23**(7): 1899-1905.

45) Arndt CA, et al. Clin Cancer Res 2010; **16**(15): 4024-4030.

46) Chawla SP, et al. Mol Ther 2009; **17**(9): 1651-1657.

47) Kindler HL, et al. Invest New Drugs 2009; **27**(1): 75-81.

48) Worth LL, et al. Clin Cancer Res 1997; **3**(10): 1721-1729.

49) Marec-Berard P, et al. Eur J Cancer 2020; **125**: 58-68.

Background Question 5

限局性 Ewing 肉腫に対して薬物療法は有用か

要約

● Ewing 肉腫は薬剤高感受性の肉腫であり薬物療法による全生存率の改善が見込まれ，薬物療法を行うことを強く推奨する．

●しかし強度の高い薬物療法であるため，有害事象は不可避でありその実施において細心の注意が必要である．

○ 解説 ○

　Ewing 肉腫は小児や若年者の骨・軟部組織に発生する小円形細胞肉腫であり，小児，AYA 世代に発症する悪性骨腫瘍のなかで骨肉腫の次に発症頻度の多い疾患である．多剤併用化学療法と手術，放射線からなる集学的治療によって，近年，限局性 Ewing 肉腫の治療成績は改善している．限局性 Ewing 肉腫に対する薬物療法の有用性に関して，全生存率の改善，有害事象の発生をアウトカムとしてシステマティックレビューを実施した．

　全生存率の改善については，介入研究の 12 論文，観察研究の 11 論文が抽出された．薬物療法の有無による比較試験はなく，すべて単アームの介入試験もしくはレジメンや投与方法の違いによる比較試験であった．限局性 Ewing 肉腫 398 例を doxorubicin, vincristine, cyclophosphamide からなる VDC 群と，VDC に ifosfamide, etoposide を追加する VDC-IE 群にランダム化した比較試験[1] では，5 年生存率は VDC 群が 61 ％，VDC-IE 群が 72 ％と VDC-IE 群が有意に優っていた（$p = 0.01$）．478 例を cyclophosphamide と ifosfamide を増量した強化 VDC-IE 療法 30 週と標準 VDC-IE 療法 48 週の群にランダム化した試験[2] では，5 年生存率は強化群 77 ％，標準群 80.5 ％と両者に有意差はなかった．587 例に対して VDC-IE 交代療法を 3 週ごとと 2 週ごとに施行する群でランダム化した試験[3] では，5 年生存率は 2 週ごとの群で 83 ％，標準的な治療である 3 週ごとの群では 77 ％であったが，統計学的には有意差はなかった．2 週ごとの VDC-IE 交代療法に vincristine, topotecan, cyclophosphamide からなる VTC 療法を加えて全 17 コース行う単アームの試験[4] では，5 年生存率は 88 ％であった．限局性 Ewing 肉腫を腫瘍量や原発部位によって standard risk（SR），high risk（HR）と層別化して治療を行っている研究もある．腫瘍量が 100 mL 以上，または原発部位が central-axis にあるものを HR，それ以外を SR として層別化を行った試験[5] では，全体で 301 例のうち 241 例の HR には vincristine, actinomycin D, ifosfamide, doxorubicin（VAIA）が用いられ，SR には ifosfamide の代わりに cyclophosphamide（VACA）を使用するレジメンにて治療が行われ，全体の 5 年生存は 57 ％であった．転移例を 26 ％含む Ewing 肉腫 640 例を，VDC-IE の米国型レジメンと，VIDE の導入後 VAI または VAC を行う欧州型レジメンにランダム化した最近の比較試験では，EFS, OS ともに米国型レジメンのほうが優れていた[6]．

　有害事象については介入研究の 11 論文，観察研究の 6 論文が抽出された．有害事象は基本的には薬物療法実施群にのみ発生する．研究全体で 12 例の治療関連死を認め，そのうち 7 例は感染症によるものであった（1 例が VDC 群，6 例が VDC-IE 群）[1]．その他 4 例の doxorubicin によるものと考えられる心毒性による死亡は，全例が VDC 群であった．二次がんも全体で 7 例（3 例が VDC 群，4 例が VDC-IE 群）認められた．有害事象の発生について統計学的検討はなされていな

いが，入院期間については VDC-IE 群で中央値 86 日，VDC 群で 49 日と VDC-IE 群で有意に長かった（$p < 0.001$）．入院期間を含めて両レジメンで有害事象について差は認められなかったという報告もある[3]．単アーム試験であるが，同様に治療関連死や二次がんの発生が認められた[4,5]．

　以上をまとめると，薬物療法の有無による Ewing 肉腫の治療成績の差を臨床試験によって検証した報告はこれまでにないが，実臨床における治療成績の向上，ヒストリカルコントロールと比べた治療成績の改善などから，限局性 Ewing 肉腫に対して薬物療法を行うことを推奨する．薬物療法実施に伴う有害事象は不可避であり，その実施においては細心の注意が必要である．レジメンに関しては doxorubicin，vincristine，cyclophosphamide，ifosfamide，etoposide を主軸として行われている研究がほとんどであり，現時点では投与法や投与間隔に関する優位性を論じることは困難である．

文献

1) Grier HE, et al. N Engl J Med 2003; **348**(8): 694-701.
2) Granowetter L, et al. J Clin Oncol 2009; **27**(15): 2536-2541.
3) Womer RB, et al. J Clin Oncol 2012; **30**(33): 4148-4154.
4) Mascarenhas L, et al. Pediatr Blood Cancer 2016; **63**(3): 493-498.
5) Paulussen M, et al. J Clin Oncol 2001; **19**(6): 1818-1829.
6) Brennan B, et al. J Clin Oncol 2020; **38**(15 suppl): Abstract 11500.

Clinical Question 11

転移性 Ewing 肉腫に対して強化薬物療法は有用か

推奨			
推奨文	推奨度	合意率	エビデンスの強さ
●転移性 Ewing 肉腫に強化薬物療法を行わないことを提案する.	2	77% (10/13)	B

【エビデンスの強さ】
■ B：効果の推定値に中程度の確信がある

【推奨の強さ】
■ 2：弱い（行わないことを提案する）

○解説○

　Ewing 肉腫の初診時転移例は全体の 20 ～ 25％を占めるが，その予後は極めて不良である．限局性 Ewing 肉腫は，薬物療法と放射線，手術などの集学的治療で近年その治療成績は大きく改善したが，転移例については 5 年生存率が約 20％と，30 年前からその予後は改善していない．転移性 Ewing 肉腫に対する強化薬物療法が有用であるかを全生存率の改善，QOL の維持，有害事象の発生をアウトカムとしてシステマティックレビューを実施した．全生存率の改善については介入研究の 4 論文，観察研究の 8 論文が抽出された．Children's Cancer Group and Pediatric Oncology Group Study の研究[1] では，転移性 Ewing 肉腫 120 例を doxorubicin, vincristine, cyclophosphamide からなる VDC 群と VDC に ifosfamide, etoposide を追加する VDC-IE 群にランダム化して比較試験が行われ，8 年生存率は VDC 群が 32％，VDC-IE 群が 29％と両レジメン間に有意差はなかった．転移性と腫瘍容積 100 mL 以上の限局性腫瘍を合わせて high risk 症例として，vincristine, ifosfamide, doxorubicin, actinomycin D（VAIA）と，VAIA に etoposide を足した（EVAIA）を施行する群とのランダム化比較試験[2] において，転移例のみのサブグループ解析では VAIA 群と EVAIA 群ではハザード比 1.02 と両群間に有意差はなかった．Children' Oncology Group の単アーム試験[3] では，転移性 Ewing 肉腫 60 例に doxorubicin, cyclophosphamide, ifosfamide の 3 剤を増量した強化 VDC-IE 療法が行われたが，6 年生存率は 29％とこれまでの成績を上回るものではなかった．Euro-EWING 99 試験の R3 study に登録した転移性 Ewing 肉腫 281 例に対して，vincristine, ifosfamide, doxorubicin, etoposide（VIDE）6 コース，vincristine, actinomycin D, ifosfamide（VAI）1 コース後，局所療法，大量薬物療法，自家幹細胞移植からなる治療を行った報告[4] では，全体の 3 年生存率は 34％であり，14 歳以下で自家幹細胞移植を行った患者の 3 年生存率は 45％であった．いずれの研究においても，転移性 Ewing 肉腫の生存率の改善について，強化された薬物療法が有効であったことを示した試験はなかった．

　大量薬物療法についてはエビデンスはないものの，症例ごとに行われている場合もある．

　有害事象については介入研究の 11 論文，観察研究の 6 論文が抽出された．etoposide を追加した EVAIA 群において grade 3 または 4 の白血球減少，血小板減少，感染症が有意に多かった[2]．

　VDC 群に 2 例，VDC-IE 群に 4 例治療関連死を認めた報告もある[5]．これらの試験では grade 3

以上の有害事象も多く，治療関連死も認めたことより，有害事象の発生は決してまれとはいえない．

QOL の維持に関して評価できる論文はなかった．

以上をまとめると，転移性 Ewing 肉腫に対して薬物療法を強化したことによる全生存期間の改善が見込まれたエビデンスはない．また，使用薬剤の違いでは生存率の改善につながるものはなかった．現時点では転移性 Ewing 肉腫に薬物療法を強化することは推奨しないが，今後新規治療法の開発が望まれる．

文献

1) Miser JS, et al. J Clin Oncol 2004; **22**(14): 2873-2876.
2) Paulussen M, et al. J Clin Oncol 2008; **26**(27): 4385-4393.
3) Miser JS, et al. Pediatr Blood Cancer 2007; **49**(7): 894-900
4) Ladenstein R, et al. J Clin Oncol 2010; **28**(20): 3284-3291.
5) Grier HE, et al. N Engl J Med 2003; **348**(8): 694-701.

Clinical Question 12

切除困難な限局性 Ewing 肉腫に対して放射線治療は有用か

推奨			
推奨文	推奨度	合意率	エビデンスの強さ
●切除困難な限局性 Ewing 肉腫に対して放射線治療を行うことを提案する.	2	77% (10/13)	D

【エビデンスの強さ】
■ D：効果の推定値がほとんど確信できない

【推奨の強さ】
■ 2：弱い（行うことを提案する）

○解説○

　限局性 Ewing 肉腫の治療においては，薬物療法，手術，放射線治療を含む集学的治療が不可欠である．局所療法は手術が基本であるが，骨盤骨，頭蓋骨，脊椎などに発症した場合，完全切除困難であったり，切除により著しく機能欠損する場合がある．これら切除困難な限局性 Ewing 肉腫に対して放射線治療が有用であるかを，全生存率（OS）の改善，QOL の維持，有害事象の発生をアウトカムとしてシステマティックレビューを実施した．

　全生存率の改善については，観察研究の8論文が抽出された．SEER database を用いた全612例の骨原発 Ewing 肉腫の報告[1] で，全症例の解析では手術単独症例が有意に OS を延長していたが，骨内・骨膜下に限局した病変，四肢および骨盤以外に発生した症例では，放射線単独でも手術単独例に対して非劣性であった．NCDB database を用いた1,031例の骨原発 Ewing 肉腫の大規模な解析結果の報告[2] では，放射線治療単独例は，手術単独例および手術＋放射線治療例と比較して有意に2年，5年，10年 OS が不良であり，放射線単独による局所治療は診断時転移ありに次いで OS の予後不良因子であった．しかし，薬物療法のレジメンや回数，有効性など OS に影響を与えうるほかの因子の検討はなされていない．単一施設における骨盤 Ewing 肉腫85例の症例集積研究[3] では，局所治療として放射線単独54例，手術21例，手術＋放射線10例が施行されており，手術例で OS が最もよく，手術＋放射線が最も悪かったが，有意差はなかった（$p = 0.75$）．

　再発率について検討されている研究として，四肢以外に発生した Ewing 肉腫に対する局所治療として放射線単独あるいは手術＋放射線が行われた報告[4] では，全44例の5年局所無再発率は81.4% と良好な結果が報告されている．米国 INT-0091・INT-0154・AEWS0031 試験で IE-based chemotherapy が行われた Ewing 肉腫956例の解析[5] では，全症例の5年局所再発率は7.3%，放射線単独では15.3%，手術のみでは3.9%，手術＋放射線で6.6% と再発率は放射線単独で有意に高かった．特に四肢・骨盤発生例において放射線単独での局所再発が有意に高かったが，体幹脊椎以外（肋骨・肩甲骨など）・脊椎・軟部発生では有意差はなかった．

　有害事象については観察研究の4論文が抽出された．多くの研究は症例集積研究で，手術例も含まれていた．674例のうち8例（1.2%）に二次がんの発生を認めたという報告[6] がある．そのうち4例は急性骨髄性白血病，1例は MDS，残りの3例は肉腫であり，肉腫はすべて放射線照射野

に発生していた．ほかにも，二次がんとして発症した肉腫は全例が放射線照射野内に発生していたという報告[7]がある．照射線量と二次性肉腫の発生には正の相関がみられた．

　QOLの維持に関して評価できる論文はなかった．

　以上をまとめると，切除困難な限局性Ewing肉腫に対する放射線治療の有無による比較試験はないものの，切除困難でほかの局所療法の選択肢がない場合，放射線治療によるOSの改善に関する益は大きい．しかし，二次がんの発症などの有害事象も生じることから，実施にあたっては益と害に関して十分な検討とインフォームド・コンセントのうえで行うことが重要である．

　切除困難な限局性Ewing肉腫に対して放射線治療は現時点でとりうる唯一の局所制御向上のための方法であり，実施を検討してもよい．

文献

1) Ning MS, et al. J Med Imaging Radiat Oncol 2016; **60**(1): 119-128.
2) Miller BJ, et al. J Surg Oncol 2017; **116**(3): 384-390.
3) Dramis A, et al. Acta Orthop Belg 2016; **82**(2): 216-221.
4) Akagunduz OO, et al. Tumori 2016; **102**(2): 162-167.
5) Ahmed SK, et al. Int J Radiat Oncol Biol Phys 2017; **99**(5): 1286-1294.
6) Dunst J, et al. Int J Radiat Oncol Biol Phys 1998; **42**(2): 379-384.
7) Kuttesch JF Jr, et al. J Clin Oncol 1996; **14**(10): 2818-2825.

Clinical Question 13

四肢骨局在である中心性異型軟骨腫瘍に腫瘍内切除は有用か

推奨			
推奨文	推奨度	合意率	エビデンスの強さ
●四肢骨局在である中心性異型軟骨腫瘍に腫瘍内切除を行うことを提案する.	2	100% (12/12)	D

【エビデンスの強さ】
　　■　D：効果の推定値がほとんど確信できない

【推奨の強さ】
　　■　2：弱い（行うことを提案する）

○解説○

　軟骨肉腫は薬物療法，放射線療法に抵抗性を持ち，外科的切除が唯一有効な治療法である．本腫瘍は病理組織学的悪性度により grade 1 から 3 まで，また発生母地により骨髄から発生する中心性と骨軟骨腫の軟骨帽から発生する二次性末梢性に分類されていた．病理組織学的 grade が高いことは腫瘍が体幹部に局在することとともに予後不良因子である．2020 年に改訂された WHO 分類では長管骨や短管骨に発生した従来の軟骨肉腫 grade 1 に相当する腫瘍は異型軟骨腫瘍と呼び中間群腫瘍に，体幹部扁平骨に発生した腫瘍は軟骨肉腫 grade 1 と呼び悪性に，それぞれ分類された[1]．手術においては切除縁陰性を目標とした広範切除が原則であり，この原則は体幹骨局在 grade 1 軟骨肉腫においても適用されるが，近年四肢骨局在の中心性異型軟骨腫瘍に対し，フェノール，アルコール，液体窒素処理など，局所補助療法を追加した掻爬術が適用されることがある（なお本邦では局所補助療法は保険適用されていない）．本 CQ においては，中心性異型軟骨腫瘍に腫瘍内切除術を行うことで，広範切除と比較して局所制御率と全生存率が低下することを害のアウトカム，有害事象発生の低下，術後機能の改善を益のアウトカムとして重要視しシステマティックレビューを行った．

　局所再発率に関して 10 個の観察研究[2〜11]と，4 つのシステマティックレビュー[12〜15]が抽出された．中心性異型軟骨腫瘍に対する局所補助療法を追加した掻爬術は，広範切除術と比較して局所再発率を上昇させないとする報告が多かった．grade 2〜3 の症例を含んでいる，掻爬術の適否を画像評価に基づいて決定している，掻爬術の対照に広範切除群を設けていないなどの問題を持つ観察研究が多く含まれており，システマティックレビューもすべて観察研究のみを収集した解析であったため，エビデンスレベルは低かった．

　術後機能の増悪に関して 6 つの観察研究[2, 4, 7〜9, 11]が，有害事象の増加に関して 5 つの観察研究[2, 4, 7, 9, 11]が抽出された．またこれらのアウトカムに関して 3 つのシステマティックレビューが報告されていた[12, 13, 15]．対象に良性病変を含んでいる，掻爬術の適否を画像評価に基づいて決定している，掻爬術の対照に広範切除群を設けていないなどの問題が指摘される観察研究に基づく結果であることよりエビデンスレベルは低いが，多くの観察研究および 3 編のシステマティックレビューにおいて掻爬群で有意に術後機能がよく，有害事象の発生が低かった．

61

　全生存率に関して２つの観察研究[7,11]が抽出された．掻爬群，広範切除群ともに遠隔転移，腫瘍死は発生しておらず，リスクは両群間で変わらなかった．後ろ向き研究かつ症例数は少なく，エビデンスレベルは低かった．システマティックレビュー[12〜15]においては，全生存率はイベント発生の希少さゆえアウトカムとして設定されていなかったが，転移の発生リスクは両群間で差がなかった．

　現時点では局所再発および全生存率に関して，掻爬術を行うことが害となることを積極的に支持するエビデンスは得られていない一方で，エビデンスレベルは低いものの有意に有害事象の低下，術後機能の改善がみられる．益のアウトカムが優っており本法を選択する患者が多いと予想される．以上より，骨内異型軟骨腫瘍に腫瘍内切除を行うことを条件付きで提案する．

文献

1) World Health Organization classification of tumours editorial board. Soft tissue and bone tumours, International Agency of Research on Cancer, Lyon, 2020.
2) Mohler DG, et al. Clin Orthop Relat Res 2010; **468**(10): 2765-2773.
3) de Camargo OP, et al. Clin Orthop Relat Res 2010; **468**(11): 2969-2975.
4) Schreuder HW, et al. Eur J Surg Oncol 1998; **24**(2): 120-126.
5) Campanacci DA, et al. J Orthop Traumatol 2013; **14**(2): 101-107.
6) Ma XJ, et al. Orthop Surg 2009; **1**(2): 132-136.
7) Aarons C, et al. Clin Orthop Relat Res 2009; **467**(8): 2105-2111.
8) González Del Pino J, et al. J Hand Surg Am 2016; **41**(4): 541-549.e5.
9) Farfalli GL, et al. Clin Orthop Relat Res 2018; **476**(3): 511-517.
10) Stevenson JD, et al. Eur J Surg Oncol 2018; **44**(9): 1412-1418.
11) Chen YC, et al. J Chin Med Assoc 2017; **80**(3): 178-182.
12) Chen X, et al. Eur J Surg Oncol 2017; **43**(9): 1718-1726.
13) Shemesh SS, et al. Musculoskelet Surg 2018; **102**(2): 95-109.
14) Zoccali C, et al. Arch Orthop Trauma Surg 2018; **138**(7): 929-937.
15) Dierselhuis EF, et al. Cochrane Database Syst Rev 2019; **3**(3): CD010778.

Clinical Question 14

切除不能な軟骨肉腫に粒子線治療は有用か

推奨			
推奨文	推奨度	合意率	エビデンスの強さ
●切除不能な軟骨肉腫に粒子線治療を行うことを提案する.	2	83% (10/12)	D

【エビデンスの強さ】
  ■ D：効果の推定値がほとんど確信できない
【推奨の強さ】
  ■ 2：弱い（行うことを条件付きで提案する）

○解説○

　軟骨肉腫の標準的治療は切除であり，切除不能である軟骨肉腫は，放射線抵抗性であるがゆえ，姑息的，緩和的医療にならざるを得ず，その治療成績は不良であった．たとえば，Maldegem らは局所的要因により切除不能と判断された軟骨肉腫 45 例の 3 年全生存率を 26％と報告した[1]．近年粒子線による軟骨肉腫の治療成績が報告され，新たな治療法としての地位が確立されつつある．切除不能である軟骨肉腫に粒子線治療（重粒子線，陽子線療法）は有用であるかを，局所制御率と全生存率が向上することおよび QOL の維持を益のアウトカム，有害事象の発生，医療コストの増大を害のアウトカムとしてシステマティックレビューを実施した．

　局所再発率および全生存率の改善について検討されている研究として，第 2 頚椎以下に存在し切除不能である軟骨肉腫 73 患者 75 腫瘍に対する重粒子線治療の結果が報告された文献[2]では，全症例における照射後の 5 年局所制御率および全生存率はともに 53％であり，全生存および無病生存に関する予後因子として腫瘍の大きさと grade が抽出された．本解析は単アームであり対照群がないものの，切除不能である軟骨肉腫に対して重粒子線照射が治療の選択肢となりうることを示した．

　骨盤発生軟骨肉腫に対する重粒子線照射例と切除例の比較データを示した文献[3]は，後ろ向きの解析であり，手術群と比べ粒子線治療群では高齢者が多く，組織学的悪性度が高く，臼蓋近傍の症例が多いなど治療法選択にバイアスがある．全症例の局所再発率は 32％，5 および 10 年全生存率は 72 および 57％であり，重粒子線照射群と切除群で局所再発率および全生存率に差がなかった．

　軟骨肉腫 14 例を含む骨盤発生切除不能 / 進行骨軟部腫瘍 91 例に対する粒子線（重粒子線あるいは陽子線）による治療成績が解析された文献[4]では，3 年全生存率 83％，局所制御率 92％と良好な治療成績であった．予後が比較的良好である脊索腫が対象の多くを占めており，軟骨肉腫に限った治療成績は提示されていない．

　切除が困難である頭蓋底および脊椎発生原発性悪性骨腫瘍を対象とした陽子線治療の治療成績を報告した文献[5]では，解析対象症例 96 例中軟骨肉腫は 20 例含まれており，この 20 例の 5 年全生存率は 83.5％，局所制御率は 82.2％であった．

　局所制御率と全生存率の改善に関するこれらの報告はすべて後ろ向き研究であり，単アームの解

析が多数を占め，発生部位，照射量，腫瘍の大きさ，grade の統一性がないことなどがバイアスリスクとなるが，粒子線治療の有効性を示唆している．

　有害事象の発生について検討されている研究として，骨盤発生軟骨肉腫に対する重粒子線照射治療群と切除群を比較解析した文献[3]では，有害事象は粒子線群 7 例中 5 例に発生し，骨盤の圧壊 5 例および大腿骨頭壊死 4 例（重複あり）であった．切除例 24 例中有害事象は 9 例に発生した．内訳は感染 7 例，インプラント脱臼 2 例，神経麻痺 1 例など（重複あり）と有害事象の内容が照射例と大きく異なっており，直接比較することはできない．また grade 3 の有害事象は 73 例中 8 例にみられ，内訳は大腿骨骨折 4 例，椎体骨折 1 例，皮膚炎 3 例であったと報告している文献[2]もある．骨盤骨発生軟骨肉腫 4 例に対して重粒子線照射を行った報告[6]では，3 例と比較的高い頻度で骨頭壊死が発生した．

　QOL を直接評価した論文はなかった．手術例と比較すると粒子線治療群で MSTS スコアによる運動機能が良好であった報告[3]や，重粒子線照射で治療した骨盤骨発生軟骨肉腫 4 例全例において再発まで歩行機能が維持できたという報告[6]がある．

　医療コストの増大に関して検証している論文は検出できなかった．切除不能な肉腫に対する粒子線治療は保険収載されており患者負担は抑えられているが，元来高額な治療法であり，医療経済的観点からコストを看過できないことに留意すべきである．

　以上をまとめると，QOL の維持，医療コストの増大に関するエビデンスは報告されていない．有害事象は一定の割合で発生しており，無治療を対照群と考えた場合には留意すべきである．益としてのアウトカムである局所再発率および全生存率の改善に関して有用性を示唆する報告はあるが，比較研究がなされておらずエビデンスは限定的であった．切除不能例に対する選択肢は限定されており，患者が有効な治療法を選択できることは，限られた施設を選ぶ手間（コスト）に見合った利益と考えられることから，粒子線治療を受けることを希望する可能性は高い．現在治療可能な施設が少ないことが患者の意思決定に関与するかもしれない．本治療法に関しては，今後施行可能な施設が増え治療経験が積まれると予想される．今後の研究結果の集積を期待する．

文献

1）van Maldegem AM, et al. Cancer 2014; **120**(20): 3159-3164.
2）Imai R, et al. Anticancer Res 2017; **37**(12): 6959-6964.
3）Outani H, et al. Int J Clin Oncol 2016; **21**(1): 186-193.
4）Demizu Y, et al. Int J Radiat Oncol Biol Phys 2017; **98**(2): 367-374.
5）Demizu Y, et al. Cancer Sci 2017; **108**(5): 972-977.
6）村田洋一ほか．中部整災誌 2011; **54**(1): 75-76.

Clinical Question 15

脊索腫に対する粒子線治療は有用か

推奨			
推奨文	推奨度	合意率	エビデンスの強さ
●切除非適応の脊索腫に対する局所制御に粒子線治療を行うことを提案する.	2	100% (10/10)	D

【エビデンスの強さ】
- **■ D：効果の推定値がほとんど確信できない**

【推奨の強さ】
- **■ 2：弱い（行うことを条件付きで提案する）**

○解説○

　脊索腫は，胎生期の脊索が遺残し悪性化した骨腫瘍とされている．発生部位は，脊椎，特に仙尾骨で，解剖学的な問題もあり外科的切除後の再発率が高い．一方，本腫瘍に対する重粒子線治療の高い局所制御率が近年報告されている．以上から，脊索腫に対する粒子線治療の有用性について，局所再発率の低下，全生存率（期間）の改善，QOL の維持を益として，有害事象の発生，医療コストの増大を害としてアウトカムを設定しシステマティックレビューを行った．

　局所再発率の低下については 9 論文を解析した．いずれも観察研究であり，手術との比較を行った論文が 1 論文あったが，治療時期や背景因子が異なることからバイアスリスクが高い．重粒子線に関しては，治療を行った 188 例の切除不能仙骨脊索腫の 5 年局所制御率は 77.2%[1]，IMRT の併用を含む仙骨脊索腫 56 例の 3 年局所制御率は 53%[2] であった．手術との比較を行った文献[3]では，手術を行った 10 例中 3 例に局所再発を生じたが，重粒子線治療を行った 7 例に再発はなかった．陽子線に関しては，治療を行った脊椎脊索腫 34 例の 4 年局所制御率 67%[4]，脊椎脊索腫 71 例の 5 年局所制御率 62%[5]，脊椎脊索腫 100 例の 5 年局所制御率 63%[6]，頭蓋底と脊椎脊索腫 72 例の 5 年局所制御率 68.4%[7]，脊椎・仙骨脊索腫 40 例の 5 年局所制御率 85.4%[8]，仙骨脊索腫 33 例の局所無増悪生存率 89.6%[9] とそれぞれ報告されている．

　全生存率（期間）の改善については 8 論文を解析し，重粒子線に関する文献は 3 件[1~3]あり，切除不能仙骨脊索腫の 5 年全生存率は 81.1%[1]，3 年全生存率は 100%[2] であり，重粒子線治療と手術の比較を行った文献[3]では，重粒子線治療を行った 7 例中 2 例，手術を行った 10 例中 1 例が腫瘍死した．陽子線に関する報告は 5 論文あり，5 年全生存率は 2 文献[5,6]で 81%，1 文献[7]で 75.5%，1 文献[8]で 81.9%，1 文献[9]で 3 年全生存率 92.7%であった．

　QOL の維持については 2 論文を解析し，1 文献[9]で治療前にあった疼痛の改善を 45.5%に認め，重粒子線治療と手術の比較を行った文献[3]では膀胱直腸機能において重粒子線治療群で悪化例はなかったが，手術治療群で 60%に悪化を認めた．さらに，患者満足度と機能評価に関する MSTS スコアでは，重粒子線治療群 75%，手術治療群 55%と重粒子線群が優れていた．有害事象の発生については，重粒子線に関する文献[1]で，grade 3 の末梢神経障害を 3.2%に，grade 4 の皮膚毒性を 1.1%に認めたが，97%の症例で歩行は維持されており，ほかの文献[2]でも grade 3 以上の毒性

を認めなかった．陽子線に関しては，手術を要する組織壊死を4%に，椎体骨折を2%，慢性尿路感染症を2%に認め[4]，grade 3以上の毒性は11%であった[6]．

脊索腫に対する粒子線治療のコストに関する論文は検出できなかったが，現在わが国では，粒子線治療の保険適用が「切除非適応や根治的切除が困難な骨軟部腫瘍」となっている．

このように，粒子線治療の保険適用が限定されてはいるが，脊索腫に対する局所制御が得られている多くの研究結果を考えると，切除非適応の脊索腫に対する局所制御に粒子線治療を条件付きで提案できる．

文献

1）Imai R, et al. Int J Radiat Oncol Biol Phys 2016; **95**(1): 322-327.
2）Uhl M, et al. Strahlenther Onkol 2015; **191**(7): 597-603.
3）Nishida Y, et al. Int J Radiat Oncol Biol Phys 2011; **79**(1): 110-116.
4）Indelicato DJ, et al. Int J Radiat Oncol Biol Phys 2016; **95**(1): 297-303.
5）Rotondo RL, et al. J Neurosurg Spine 2015; **23**(6): 788-797.
6）Snider JW, et al. Int J Radiat Oncol Biol Phys 2018; **101**(1): 226-233.
7）Demizu Y, et al. Cancer Sci 2017; **108**(5): 972-977.
8）Kabolizadeh P, et al. Int J Radiat Oncol Biol Phys 2017; **97**(2): 254-262.
9）Aibe N, et al. Int J Radiat Oncol Biol Phys 2018; **100**(4): 972-979.

Clinical Question 16

掻爬可能な骨巨細胞腫の局所治療に病巣掻爬は有用か

推奨			
推奨文	推奨度	合意率	エビデンスの強さ
●掻爬可能な骨巨細胞腫の局所治療に病巣掻爬を行うことを提案する.	2	100% (11/11)	D

【エビデンスの強さ】
■ D：効果の推定値がほとんど確信できない

【推奨の強さ】
■ 2：弱い（行うことを条件付きで提案する）

○解説○

　骨巨細胞腫は原発性骨腫瘍の約4～5%を占める中間群の骨腫瘍である. 好発部位は大腿骨遠位などの四肢長管骨骨端部であるが, 脊椎や骨盤などの体幹骨にも発生する. 20～45歳の若年成人に多く, 肺転移を2～5%, 悪性転化を約1%に生じることが知られている. 従来の治療は主に病巣掻爬を行う手術療法であるが, 局所再発率が30～50%と非常に高く, 掻爬術にハイスピードバーを使用する拡大掻爬や電気メスなどを用いた焼灼術を局所補助療法として追加する治療が一般的である. また, 再発例や局所進行例では罹患部位を一塊として切除する方法を選択せざるを得ないこともある. この場合は, 腫瘍用人工関節や利用可能であれば同種骨を用いて骨欠損部の再建を行う必要がある. しかし, 術後の機能障害や腫瘍用人工関節の長期経過による合併症など様々な問題がある. さらに, 脊椎や骨盤など, 切除困難な体幹骨発生例や肺転移例では有効な治療法がなく病勢制御に極めて難渋する. 2014年に, RANKLを介して破骨細胞の形成や活性化を抑制するdenosumabが骨巨細胞腫に対して保険適用となり, denosumabを用いた薬物治療が骨巨細胞腫に対して導入された. しかしながら, 長期投与の問題や手術可能例に対する補助療法としての有益性の検討など未解決の問題がある.

　以上のように複雑な臨床像を呈する掻爬可能な骨巨細胞腫の局所治療としての病巣掻爬の有用性について, 局所再発率の低下, 全生存率（期間）の改善を益とし, 術後機能の増悪, 有害事象の発生, 悪性化, 医療コストの増大を害としてアウトカムを設定しシステマティックレビューを行った. 局所再発率の低下に関しては43論文を解析し, いずれも観察研究であった. このなかの4文献[1～4]は, 局所補助療法を併用した掻爬術は切除群に比べ局所再発率がやや高い傾向にあったが有意差はなかったと報告しており, 大腿骨近位発生[5]や軟部組織への進展, 単純掻爬[6]が局所再発の予後不良因子であると述べている論文もある. また, 病的骨折を生じた例でも掻爬に骨セメントを使用することで, 満足できる治療成績が得られたとしている文献[7]や, 病的骨折の有無で掻爬例の再発率に差がないことから病的骨折合併例にも掻爬を検討すべきとしている文献[8]もある. 一方で, 掻爬より一塊として切除を行った群の再発率が低く[9～13], 74例中48例に掻爬, 26例に切除が行われ, 11例に再発を認めたがすべて掻爬例であった[14]とも報告されている. また, 80例の検討[15]で, 掻爬群で24.56%, 切除群で4.35%に再発を認めており, 再発率は掻爬群で有意に高く, 特に

Campanacci 分類 grade 3 の場合，搔爬では局所制御が困難とされている報告もある．脊椎発生例の解析 2 文献 [16, 17] では，切除に比較して搔爬で有意に再発率が高く，可能であれば一塊とした切除を行うべきとしている．一方，局所補助療法として液体窒素処理 [18, 19]，フェノール処理 [20]，ハイスピードバーの使用 [21] が，それぞれ再発予防のため有用であり，さらにハイスピードバーと骨セメントの併用が再発低下に有用と報告 [22] している文献もある．また 384 例の解析 [23] でも，120 ヵ月の非再発率は広範切除で 98%，搔爬では 68% と低かったが，搔爬後に骨セメントやフェノールを使用することで非再発率の改善に有用としている報告がある．薬剤については，ビスホスホネートの投与 [24]，特にゾレドロン酸の投与 [25] が再発率低下に寄与した可能性を指摘している文献がある．denosumab の使用に関しては，局所再発率の低下に影響を与えなかったと報告する文献 [26] がある一方，408 例の解析 [27] で，denosumab 使用群で再発率が高く，denosumab の使用は再発率を増加させるとしている報告がある．これに関して，術前 denosumab の使用で再発を予防するには，ハイスピードバーを用いて腫瘍の辺縁硬化部位を確実に取り除く必要があるとしている文献 [28] がある．以上の研究結果から，治療時期や対象が異なるなど，非直接性やバイアスリスクの問題はあるが，様々な補助療法を併用した搔爬術は，骨巨細胞腫の局所治療として長年にわたり行われてきたことは間違いない．

　全生存率（期間）の改善については 10 論文を解析し，82 例の解析 [2] で 8 例が死亡し，いずれも Hb 値が低下した症例であったと述べている．168 例の解析 [29] では，7 例に肺転移を認め，うち 2 例が死亡した．肺転移を生じた 46 例の解析 [30] では，12 例に肺転移の切除，12 例に薬物療法，4 例に denosumab の投与を行い，5 年全生存率は 94.4% であった．82 例の脊椎骨巨細胞腫の解析 [16] では，18 例に再発を認め，7 例が死亡，局所再発が死亡と強い関連があった．仙骨発生例 35 例の解析 [24] では，9 例に局所再発を認めたが，全体の 3 年全生存率はビスホスホネートを投与した 19 例で 100%，非投与群 16 例では 81.3% で，3 例が死亡した．以上から，Hb 低下，肺転移，局所再発，脊椎発生は生存率改善におけるリスク因子である可能性がある．

　術後機能の増悪に関しては，24 論文を解析し，再発例で有意に術後機能が低下するという報告 [10] や，骨盤発生の骨巨細胞腫を検討し，臼蓋部発生例の術後機能が有意に低いと述べている報告 [4] がある．術式に関しては，切除群に比較して搔爬群で患肢機能が有意に良好としている文献 [1, 3, 4, 12] があるが，手術方法による術後機能に差がなかったと述べているもの [2, 22] もある．橈骨および尺骨遠位端の骨巨細胞腫 27 例の検討 [9] では，術式による術後機能に差はなかったが，橈骨遠位発生の骨巨細胞腫 13 例の検討 [31] では，拡大搔爬と広範切除を行った群を比較し，広範切除群で一部の手指機能が劣っていた．術後機能と補助療法の関連に関しては，リン酸カルシウムセメント [32]，フェノールを併用した拡大搔爬に同種骨と骨セメント [20]，ハイスピードバーを併用した搔爬と骨セメント [21] による再建を行った報告があり，いずれも良好な患肢機能を獲得できたと述べている．拡大搔爬に対するゾレドロン酸の併用は，術後機能に影響を与えなかったという報告 [25] があるが，denosumab の使用が関節近傍の骨巨細胞腫に対する手術を容易にし，局所再発には影響を与えず，20 例中 18 例で関節温存を可能にしたという報告 [26] もある．一方，denosumab 投与群で再発が多く，関節温存率が有意に低いとしている文献 [27] がある．骨セメントに骨移植を追加しても術後機能に差がなかったという報告 [33] や，搔爬に同種骨移植を行い，骨セメント併用の有無が患肢機能に影響を与えなかったという報告 [5] もある．以上から，術後機能に関しては，フェノール，ハイスピードバーなど局所補助療法を併用した搔爬術が優れており，denosumab の使用もこれに寄与する可能性はあるが，局所再発は術後機能増悪につながることがあり注意が必要である．また，骨セメントと骨移植の併用が術後機能へ寄与するエビデンスは認められなかった．

　有害事象の発生に関しては，19 論文を解析した．有害事象の発生率は切除群に比較して搔爬群

で有意に低いとした文献[3]や，補助療法として液体窒素を併用し掻爬を行った52例の解析で，感染1例，皮膚障害4例，神経障害を3例に認めたと述べている文献[19]がある．手術を行った骨盤発生骨巨細胞腫29例において，掻爬群8例中1例に，広範切除群21例中6例に有害事象を認め，発生率は両群で有意差を認めなかったが，臼蓋発生で有害事象の発生率が有意に高かった[4]．脊椎発生骨巨細胞腫14例の解析[17]では，一塊に切除を行った群で，早期・晩期有害事象を発生し再手術例が多かった．一方，橈骨・尺骨遠位発生27例の解析[9]では，掻爬群と広範切除群で有害事象の発生率に差がなかった．骨欠損部に骨セメントを用いた群と骨移植を行った群の比較を行った膝関節周囲発生の骨巨細胞腫136例の解析[22]では，骨セメント群50例中2例に感染を認め，骨移植群86例中10例に感染，2例に骨折を認めたが，有害事象の発生率に差がなかった．しかし，同様の43例の解析[33]では，骨セメント単独群より，同種骨移植を併用または単独で行った群の有害事象が有意に低かった．また，補助療法としてフェノールを使用し，再建にリン酸カルシウムセメントを用いた26例の解析[32]で，変形性変化や滑膜炎，骨折などの有害事象を3.8%に認めた．一方，膝関節周囲発生19例の検討[34]では，掻爬に骨セメントを併用したところ，4例21%に変形性変化を生じ，軟骨下骨が腫瘍に近く接している範囲が広いと発生率が高かったが，これは患肢機能やQOLに影響を与えなかった．

　悪性化については，6論文を解析し，掻爬と骨移植を行ったあとに悪性化した2例の報告[35]があり，1例は脛骨近位例で初回手術後2回目の再発を15年の経過で生じ，その際の病理組織像は悪性線維性組織球腫，2例目は大腿骨遠位発生例で，13年の経過で再発を生じ，その際の病理組織像は骨肉腫であり，いずれの例も放射線治療は行っていなかった．補助療法として液体窒素を併用し手術を行った骨盤3例を含む52例の解析[19]では，2例に再発を生じうち1例で悪性化を生じた．

　掻爬可能な骨巨細胞腫の局所治療としての病巣掻爬のコストに関する論文は検出できなかった．コストは，電気メスによる焼灼やフェノール処理，denosumabの使用などの補助療法や骨セメントの使用や骨移植，腫瘍用人工関節などの再建方法に依存するところが大きいと思われる．

　以上のように，様々な部位に発生する骨巨細胞腫に対して行われた局所治療としての病巣掻爬の有用性についてはほとんどが観察研究であり，ランダム化比較試験は検出できず，いずれの研究もバイアスリスクを排除することは難しい．しかし骨巨細胞腫に対する病巣掻爬は，各種補助療法を併用しながら長年にわたり広く行われており，掻爬可能な骨巨細胞腫の局所治療としての病巣掻爬は，再発リスクを考慮して条件付きで提案できる．

文献

1）Yacob O, et al. J Orthop Surg (Hong Kong) 2016; **24**(1): 88-91.
2）Kamal AF, et al. J Orthop Surg (Hong Kong) 2016; **24**(2): 228-231.
3）Zhang S, et al. Pak J Med Sci 2016; **32**(3): 662-666.
4）Zheng K, et al. World J Surg Oncol 2016; **14**: 104.
5）Errani C, et al. Eur J Orthop Surg Traumatol 2017; **27**(6): 813-819.
6）Li D, et al. World J Surg Oncol 2016; **14**: 114.
7）Gupta SP, et al. J Orthop Traumatol 2016; **17**(3): 239-247.
8）Salunke AA, et al. Bone Joint J 2015; **97-B**(11): 1566-1571.
9）Zhang J, et al. Mol Clin Oncol 2016; **5**(5): 613-617.
10）Hu P, et al. Sci Rep 2016; **6**: 36332.
11）Takechi H, et al. Acta Med Okayama 1982; **36**(5): 349-360.
12）Renard AJ, et al. J Surg Oncol 1994; **57**(4): 243-251.
13）Lv C, et al. Orthopedics 2012; **35**(3): e397-e402.
14）Chanchairujira K, et al. J Med Assoc Thai 2011; **94**(10): 1230-1237.
15）Cheng DD, et al. Cell Physiol Biochem 2015; **36**(5): 1961-1970.
16）Charest-Morin R, et al. Spine (Phila Pa 1976) 2017; **42**(18): 1383-1390.
17）Elder BD, et al. Global Spine J 2016; **6**(1): 21-28.

18) Dabak N, et al. Balkan Med J 2016; **33**(5): 496-503.
19) Marcove RC, et al. Clin Orthop Relat Res 1978; (**134**): 275-289.
20) Saibaba B, et al. J Orthop Surg (Hong Kong) 2014; **22**(3): 351-355.
21) Pals SD, et al. Orthopedics 1992; **15**(6): 703-708.
22) Zheng K, et al. Chin Med J (Engl) 2017; **130**(21): 2541-2546.
23) Becker WT, et al. J Bone Joint Surg Am 2008; **90**(5): 1060-1067.
24) Xu W, et al. J Neurosurg Spine 2017; **26**(6): 716-721.
25) Kundu ZS, et al. Indian J Orthop 2018; **52**(1): 45-50.
26) Traub F, et al. Eur J Cancer 2016; **59**: 1-12.
27) Errani C, et al. J Bone Joint Surg Am 2018; **100**(6): 496-504.
28) Müller DA, et al. World J Surg Oncol 2016; **14**(1): 281.
29) Chen CC, et al. Orthopedics 2016; **39**(1): e68-e73.
30) Yang Y, et al. J Bone Oncol 2017; **7**: 23-28.
31) Mozaffarian K, et al. J Orthop Sci 2018; **23**(1): 174-179.
32) Takeuchi A, et al. J Surg Oncol 2018; **117**(6): 1232-1238.
33) Benevenia J, et al. Clin Orthop Relat Res 2017; **475**(3): 776-783.
34) Caubère A, et al. Orthop Traumatol Surg Res 2017; **103**(7): 1075-1079.
35) Marui T, et al. Skeletal Radiol 2001; **30**(2): 104-108.

Clinical Question 17

骨肉腫の肺転移に対して肺転移切除によって生命予後は改善できるか

推奨			
推奨文	推奨度	合意率	エビデンスの強さ
●骨肉腫の肺転移に対して肺転移切除を行うことを条件付きで提案する.	2	82% (9/11)	C

【エビデンスの強さ】
■ C：効果の推定値に対する確信は限定的である

【推奨の強さ】
■ 2：弱い（行うことを条件付きで提案する）

○解説○

　骨肉腫転移の好発部位は肺であり，全転移例の76〜80％程度が肺転移である．この肺転移の有無は，骨肉腫患者における最大の予後規定因子である[1〜3]．よって，完全に肺転移を切除することで，予後が改善できるとされている[2〜8]．肺転移切除の有用性について，生命予後の改善を益として，有害事象の発生と医療コストの増大を害としてアウトカムを設定しシステマティックレビューを行った．すべてが観察研究のみで手術と非手術のランダム化比較試験（RCT）はなかったが，非手術症例で長期生存が得られたとする報告がほぼなかったことから，長期生存には手術が必須と考えられる．

　肺転移後の生命予後に関して，肺転移切除の有無で比較し，再発・死亡の症例数が明記された6論文で評価した[4, 9〜13]．これら6論文を総合すると，再発・死亡例は，肺転移切除では151例中112例（74.2％）であり，非手術例では93例中87例（93.5％）であった．初回手術で肺転移の完全切除が行えた場合の累積生存率は，3年が28〜60％，5年が19〜47％であった[3, 5, 7, 8, 12, 14〜16]．また，初回の肺転移切除後に新たに発生した肺転移の切除による予後は，3年と5年の累積生存率はともに30％程度とされている．つまり，2回目以降の肺転移切除後の累積生存率は，初回の肺転移切除の成績と同程度であるため，2回目以降の手術でも完全に肺転移切除ができれば，初回手術と同等の生命予後が期待できる[3, 4, 7, 17]．このように，肺転移切除によって根治が期待できる．一方，行わなければ死にいたる可能性が極めて高い．よって，患者は肺転移切除が完全に行えるのであれば，希望すると考えられる．肺転移切除手術に関するコストや資源に関する論文はなかった．

　肺転移切除後の予後良好因子として，片側性，転移の個数が3個以下に加えて完全切除が行えたものであると報告されている[5, 17]．他施設からも同様の報告が多かった[4]．これらの因子のなかでも，転移の個数は主な予後因子とされており，3個以下が良好であったとする報告が多かった[6, 14]．その他，単発がよいとする報告[6]，7個以下であれば予後良好であったとする報告[16]があるが，完全切除することが生命予後の改善に重要である．一方，転移の個数，サイズ，両側性か片側性かは予後に影響しないとの報告もあるが，これを支持する論文は限定的であった[18]．その他の予後良好因子として，転移までの期間の長いもの[2]，薬物療法の併用[6]，一葉に限られる転移[12]があるが，いずれも報告数は少なかった．

　肺転移切除手術の有害事象では，観察研究の5論文で評価した[1, 5, 15, 16, 18]．有害事象の頻度は0～12%程度であった．血気胸が最も多く，膿胸の報告もあった．胸腔ドレナージを2週間程度留置することによって改善が見込める．手術後に48時間の人工呼吸器の管理が必要であったとする報告[15]はあるが，死にいたるような重篤なものはなかった[1, 5, 15, 16, 18]．Future Research として，放射線科医によって行われているラジオ波熱焼灼術がある．本法は低侵襲手術で行えるため，肺転移切除と比較してその有用性を検証する必要がある．

　結論として，完全切除が可能な場合の肺転移切除は，骨肉腫の肺転移患者の生命予後を改善するために弱く推奨される．

文献

1）Duffaud F, et al. Eur J Cancer 2003; **39**(14): 2050-2057.
2）Kempf-Bielack B, et al. J Clin Oncol 2005; **23**(3): 559-568.
3）Kim W, et al. J Surg Oncol 2018; **117**(6): 1223-1231.
4）Buddingh EP, et al. Pediatr Blood Cancer 2010; **54**(2): 216-221.
5）Bacci G, et al. J Surg Oncol 2008; **98**(6): 415-420.
6）Saeter G, et al. Cancer 1995; **75**(5): 1084-1093.
7）Chen F, et al. Interact Cardiovasc Thorac Surg 2009; **9**(4): 649-653.
8）Pastorino U, et al. J Clin Oncol 1991; **9**(8): 1357-1362.
9）Rasalkar DD, et al. Pediatr Radiol 2011; **41**(2): 227-236.
10）Daw NC, et al. Cancer 2006; **106**(2): 403-412.
11）Bacci G, et al. Tumori 1992; **78**(3): 200-206.
12）Carter SR, et al. Thorax 1991; **46**(10): 727-731.
13）Goorin AM, et al. J Clin Oncol 1984; **2**(5): 425-431.
14）Aljubran AH, et al. Ann Oncol 2009; **20**(6): 1136-1141.
15）Antunes M, et al. Eur J Cardiothorac Surg 1999; **15**(5): 592-596.
16）Pfannschmidt J, et al. Thorac Cardiovasc Surg 2006; **54**(2): 120-123.
17）Briccoli A, et al. Cancer 2005; **104**(8): 1721-1725.
18）Harting MT, et al. J Pediatr Surg 2006; **41**(1): 194-199.

巻末資料：検索式

表 1 医中誌検索式

a. 全 CQ 共通

#1	悪性骨腫瘍 /AL or 軟骨肉腫 /TH or 骨肉腫 /TH or 脊索腫 /TH or 骨巨細胞腫 /TH or 骨肉腫 /AL or 軟骨肉腫 /AL or OSTEOSARCOM/AL or CHONDROSARCOM/AL or CHORDOM/AL or ユーイング肉腫 /AL or ユーイング腫 /AL or EWING 肉腫 /AL or EWING 腫 /AL or "EWING SARCOM"/AL or "EWING TUMO"/AL or アダマンチノーマ /TH or ADAMANTINOM/AL or アダマンチノー /AL or 骨巨細胞腫 /AL or 破骨細胞腫 /AL or OSTEOCLASTOM/AL or "GIANT CELL TUMO"/AL or "MALIGNANT BONE"/AL or "BONE MALIGNAN"/AL	23,171
#2	骨腫瘍；悪性 /TH or 骨組織腫瘍；悪性 /TH	10,683
#3	(悪性 /TI or 腫瘍；悪性 /TH or 腫瘍悪性度 /TH) and (骨 /TI or 骨腫瘍 /TH or 骨組織腫瘍 /TH)	31,168
#4	骨線維肉腫 /AL or 骨悪性線維性組織球腫 /AL or 悪性骨線維性組織球腫 /al or 骨悪性組織球腫 /al or 悪性骨組織球腫 /al or 骨血管肉腫 /AL or 骨脂肪肉腫 /AL or 骨平滑筋肉腫 /AL or 骨リンパ腫 /AL or 骨悪性リンパ腫 /AL or 骨骨髄腫 /AL or 骨多発性骨髄腫 /AL or 骨悪性巨細胞腫 /AL or 悪性骨間葉腫 /al or 骨悪性間葉腫 /AL or 骨神経原性肉腫 /AL	282
#5	線維肉腫 /TH or 組織球腫 - 悪性線維性 /TH or 血管肉腫 /TH or 脂肪肉腫 /TH or リンパ腫 /TH or 骨髄腫 - 多発性 /TH	112,044
#6	肉腫 /AL or 悪性線維性組織球腫 /AL or 悪性組織球腫 /AL or 骨髄腫 /AL or リンパ腫 /AL or 悪性巨細胞腫 /AL or 悪性間葉腫 /AL or SARCOM/AL or "MALIGNANT HISTIOCYTOM"/AL or "MALIGNANT FIBROUS HISTIOCYTOM"/AL or LYMPHOM/AL or MYELOM/AL or 悪性血管外皮 /AL or 悪性血管周皮 /AL or "MALIGNANT HEMANGIOPERICYTOM"/AL or "MALIGNANT HAEMANGIOPERICYTOM"/AL or 悪性軟骨芽 /AL or "MALIGNANT CHONDROBLASTOM"/AL or "MALIGNANT GIANT CELL"/AL or "MALIGNANT MESENCHYMOM"/AL	218,002
#7	(#5 or #6) and (骨腫瘍 /TH or 骨組織腫瘍 /TH)	23,232
#8	#1 or #2 or #3 or #4 or #7	55,576
#9	((#8 and CK=ヒト) or (#8 not (CK=イヌ , ネコ , ウシ , ウマ , ブタ , ヒツジ , サル , ウサギ , ニワトリ , 鶏胚 , モルモット , ハムスター , マウス , ラット , カエル , 動物))) and PT= 会議録除く	18,755
#10	(#9) and (PT= 症例報告除く)	9,583
#11	#10 and DT=2016:2018 and (PDAT=//:2018/07/31)	542

b. BQ 2

#1	悪性骨腫瘍 /AL or 軟骨肉腫 /TH or 骨肉腫 /TH or 脊索腫 /TH or 骨巨細胞腫 /TH or 骨肉腫 /AL or 軟骨肉腫 /AL or OSTEOSARCOM/AL or CHONDROSARCOM/AL or CHORDOM/AL or ユーイング肉腫 /AL or ユーイング腫 /AL or EWING 肉腫 /AL or EWING 腫 /AL or "EWING SARCOM"/AL or "EWING TUMO"/AL or アダマンチノーマ /TH or ADAMANTINOM/AL or アダマンチノー /AL or 骨巨細胞腫 /AL or 破骨細胞腫 /AL or OSTEOCLASTOM/AL or "GIANT CELL TUMO"/AL or "MALIGNANT BONE"/AL or "BONE MALIGNAN"/AL	23,171
#2	骨腫瘍 ; 悪性 /TH or 骨組織腫瘍 ; 悪性 /TH	10,683
#3	(悪性 /TI or 腫瘍 ; 悪性 /TH or 腫瘍悪性度 /TH) and (骨 /TI or 骨腫瘍 /TH or 骨組織腫瘍 /TH)	31,168
#4	骨線維肉腫 /AL or 骨悪性線維性組織球腫 /AL or 悪性骨線維性組織球腫 /al or 骨悪性組織球腫 /al or 悪性骨組織球腫 /al or 骨血管肉腫 /AL or 骨脂肪肉腫 /AL or 骨平滑筋肉腫 /AL or 骨リンパ腫 /AL or 骨悪性リンパ腫 /AL or 骨骨髄腫 /AL or 骨多発性骨髄腫 /AL or 骨悪性巨細胞腫 /AL or 悪性骨間葉腫 /al or 骨悪性間葉腫 /AL or 骨神経原性肉腫 /AL	282
#5	線維肉腫 /TH or 組織球腫 - 悪性線維性 /TH or 血管肉腫 /TH or 脂肪肉腫 /TH or リンパ腫 /TH or 骨髄腫 - 多発性 /TH	112,044
#6	肉腫 /AL or 悪性線維性組織球腫 /AL or 悪性組織球腫 /AL or 骨髄腫 /AL or リンパ腫 /AL or 悪性巨細胞腫 /AL or 悪性間葉腫 /AL or SARCOM/AL or "MALIGNANT HISTIOCYTOM"/AL or "MALIGNANT FIBROUS HISTIOCYTOM"/AL or LYMPHOM/AL or MYELOM/AL or 悪性血管外皮 /AL or 悪性血管周皮 /AL or "MALIGNANT HEMANGIOPERICYTOM"/AL or "MALIGNANT HAEMANGIOPERICYTOM"/AL or 悪性軟骨芽 /AL or "MALIGNANT CHONDROBLASTOM"/AL or "MALIGNANT GIANT CELL"/AL or "MALIGNANT MESENCHYMOM"/AL	218,002
#7	(#5 or #6) and (骨腫瘍 /TH or 骨組織腫瘍 /TH)	23,232
#8	#1 or #2 or #3 or #4 or #7	55,576
#9	((#8 and CK＝ヒト) or (#8 not (CK＝イヌ , ネコ , ウシ , ウマ , ブタ , ヒツジ , サル , ウサギ , ニワトリ , 鶏胚 , モルモット , ハムスター , マウス , ラット , カエル , 動物))) and PT＝会議録除く	18,755
#10	MRI/TH or 磁気共鳴 /al or MR 像 /al or mr 画像 /al or NMR/al or mri/al or mr スキャン /al or mr イメージ /al	269,982
#11	術前 /al or preoperat/al or pre-operat/al or presurg/al or pre-surg/al	185,914
#12	#9 and #10 and #11	298
#13	(#12) and (PT＝症例報告除く)	92
#14	#13 and (PDAT＝//:2018/07/31)	92
#15	#9 and DT＝2016:2018 and (PDAT＝//:2018/07/31) and pt＝症例報告除く	542
#16	#14 not #15 and (PDAT＝//:2018/07/31)	79

#1	悪性骨腫瘍 /AL or 軟骨肉腫 /TH or 骨肉腫 /TH or 脊索腫 /TH or 骨巨細胞腫 /TH or 骨肉腫 /AL or 軟骨肉腫 /AL or OSTEOSARCOM/AL or CHONDROSARCOM/AL or CHORDOM/AL or ユーイング肉腫 /AL or ユーイング腫 /AL or EWING肉腫 /AL or EWING腫 /AL or "EWING SARCOM"/AL or "EWING TUMO"/AL or アダマンチノーマ /TH or ADAMANTINOM/AL or アダマンチノー /AL or 骨巨細胞腫 /AL or 破骨細胞腫 /AL or OSTEOCLASTOM/AL or "GIANT CELL TUMO"/AL or "MALIGNANT BONE"/AL or "BONE MALIGNAN"/AL	23,171
#2	骨腫瘍 ; 悪性 /TH or 骨組織腫瘍 ; 悪性 /TH	10,683
#3	(悪性 /TI or 腫瘍 ; 悪性 /TH or 腫瘍悪性度 /TH) and (骨 /TI or 骨腫瘍 /TH or 骨組織腫瘍 /TH)	31,168
#4	骨線維肉腫 /AL or 骨悪性線維性組織球腫 /AL or 悪性骨線維性組織球腫 /al or 骨悪性組織球腫 /al or 悪性骨組織球腫 /al or 骨血管肉腫 /AL or 骨脂肪肉腫 /AL or 骨平滑筋肉腫 /AL or 骨リンパ腫 /AL or 骨悪性リンパ腫 /AL or 骨骨髄腫 /AL or 骨多発性骨髄腫 /AL or 骨悪性巨細胞腫 /AL or 悪性骨間葉腫 /al or 骨悪性間葉腫 /AL or 骨神経原性肉腫 /AL	282
#5	線維肉腫 /TH or 組織球腫 - 悪性線維性 /TH or 血管肉腫 /TH or 脂肪肉腫 /TH or リンパ腫 /TH or 骨髄腫 - 多発性 /TH	112,044
#6	肉腫 /AL or 悪性線維性組織球腫 /AL or 悪性組織球腫 /AL or 骨髄腫 /AL or リンパ腫 /AL or 悪性巨細胞腫 /AL or 悪性間葉腫 /AL or SARCOM/AL or "MALIGNANT HISTIOCYTOM"/AL or "MALIGNANT FIBROUS HISTIOCYTOM"/AL or LYMPHOM/AL or MYELOM/AL or 悪性血管外皮 /AL or 悪性血管周皮 /AL or "MALIGNANT HEMANGIOPERICYTOM"/AL or "MALIGNANT HAEMANGIOPERICYTOM"/AL or 悪性軟骨芽 /AL or "MALIGNANT CHONDROBLASTOM"/AL or "MALIGNANT GIANT CELL"/AL or "MALIGNANT MESENCHYMOM"/AL	218,002
#7	(#5 or #6) and (骨腫瘍 /TH or 骨組織腫瘍 /TH)	23,232
#8	#1 or #2 or #3 or #4 or #7	55,576
#9	((#8 and CK=ヒト) or (#8 not (CK=イヌ , ネコ , ウシ , ウマ , ブタ , ヒツジ , サル , ウサギ , ニワトリ , 鶏胚 , モルモット , ハムスター , マウス , ラット , カエル , 動物))) and PT= 会議録除く	18,755
#10	"pet/ct"/al or "pet-ct"/al	9,912
#11	陽電子放射型断層撮影 /TH or "positron emission"/al or "positron computed"/al or positron-computed/al or positron-emission/al or ポジトロン放出 /al or ポジトロンエミッション /al or 陽電子放射 /al or 陽電子放出 /al or 陽電子断層 /al or "fdg-pet"/al	37,147
#12	X線CT/TH or ct検査 /al or CTスキャン /al or ct/ta	910,453
#13	#9 and (#10 or (#11 and #12))	439
#14	(#13) and (PT= 症例報告除く)	154
#15	#14 and (PDAT=//:2018/07/31)	154
#16	#9 and DT=2016:2018 and (PDAT=//:2018/07/31) and pt= 症例報告除く	542
#17	#15 not #16 and (PDAT=//:2018/07/31)	127

d. CQ 3

#1	悪性骨腫瘍 /AL or 軟骨肉腫 /TH or 骨肉腫 /TH or 脊索腫 /TH or 骨巨細胞腫 /TH or 骨肉腫 /AL or 軟骨肉腫 /AL or OSTEOSARCOM/AL or CHONDROSARCOM/AL or CHORDOM/AL or ユーイング肉腫 /AL or ユーイング腫 /AL or EWING 肉腫 /AL or EWING 腫 /AL or "EWING SARCOM"/AL or "EWING TUMO"/AL or アダマンチノーマ /TH or ADAMANTINOM/AL or アダマンチノー /AL or 骨巨細胞腫 /AL or 破骨細胞腫 /AL or OSTEOCLASTOM/AL or "GIANT CELL TUMO"/AL or "MALIGNANT BONE"/AL or "BONE MALIGNAN"/AL	23,171
#2	骨腫瘍 ; 悪性 /TH or 骨組織腫瘍 ; 悪性 /TH	10,683
#3	(悪性 /TI or 腫瘍 ; 悪性 /TH or 腫瘍悪性度 /TH) and (骨 /TI or 骨腫瘍 /TH or 骨組織腫瘍 /TH)	31,168
#4	骨線維肉腫 /AL or 骨悪性線維性組織球腫 /AL or 悪性骨線維性組織球腫 /al or 骨悪性組織球腫 /al or 悪性骨組織球腫 /al or 骨血管肉腫 /AL or 骨脂肪肉腫 /AL or 骨平滑筋肉腫 /AL or 骨リンパ腫 /AL or 骨悪性リンパ腫 /AL or 骨骨髄腫 /AL or 骨多発性骨髄腫 /AL or 骨悪性巨細胞腫 /AL or 悪性骨間葉腫 /al or 骨悪性間葉腫 /AL or 骨神経原性肉腫 /AL	282
#5	線維肉腫 /TH or 組織球腫 - 悪性線維性 /TH or 血管肉腫 /TH or 脂肪肉腫 /TH or リンパ腫 /TH or 骨髄腫 - 多発性 /TH	112,044
#6	肉腫 /AL or 悪性線維性組織球腫 /AL or 悪性組織球腫 /AL or 骨髄腫 /AL or リンパ腫 /AL or 悪性巨細胞腫 /AL or 悪性間葉腫 /AL or SARCOM/AL or "MALIGNANT HISTIOCYTOM"/AL or "MALIGNANT FIBROUS HISTIOCYTOM"/AL or LYMPHOM/AL or MYELOM/AL or 悪性血管外皮 /AL or 悪性血管周皮 /AL or "MALIGNANT HEMANGIOPERICYTOM"/AL or "MALIGNANT HAEMANGIOPERICYTOM"/AL or 悪性軟骨芽 /AL or "MALIGNANT CHONDROBLASTOM"/AL or "MALIGNANT GIANT CELL"/AL or "MALIGNANT MESENCHYMOM"/AL	218,002
#7	(#5 or #6) and (骨腫瘍 /TH or 骨組織腫瘍 /TH)	23,232
#8	#1 or #2 or #3 or #4 or #7	55,576
#9	((#8 and CK=ヒト) or (#8 not (CK=イヌ , ネコ , ウシ , ウマ , ブタ , ヒツジ , サル , ウサギ , ニワトリ , 鶏胚 , モルモット , ハムスター , マウス , ラット , カエル , 動物))) and PT= 会議録除く	18,755
#10	術前 /al or preoperat/al or pre-operat/al or presurg/al or pre-surg/al or neoadjuvan/al or ネオアジュバン /al	197,914
#11	SH= 薬物療法	1,059,351
#12	薬物療法 /TH or 薬物療法 /al or 薬物治療 /al or 化学療法 /al or 化学放射線療法 /al or chemother/al or chemoradiother/al	1,410,988
#13	#9 and #10 and (#11 or #12)	723
#14	SH= 放射性核種診断	85,427
#15	核医学診断 /TH or 放射性核種イメージング /TH or 放射性核種イメージング /al or 核医学診断 /al or 核医学検査 /al	122,828
#16	放射性医薬品 /TH or fdg/al or fluorodeoxyglu/al or フルオロデオキシグル /al or フッ化デオキシグル /al	38,265
#17	放射型コンピュータ断層撮影 /TH or spect/al or pet-ct/al or pet-mri/al or "positron comput"/al or シンチ /al or scinti/al	169,170
#18	#13 and (#14 or #15 or #16 or #17)	109
#19	(#18) and (PT= 症例報告除く)	44
#20	#19 and (PDAT=//:2018/07/31)	44
#21	#9 and PT= 症例報告除く and DT=2016:2018 and (PDAT=//:2018/07/31)	542
#22	#20 not #21 and (PDAT=//:2018/07/31)	43

e. FRQ 2

#	クエリ	件数
#1	悪性骨腫瘍 /AL or 軟骨肉腫 /TH or 骨肉腫 /TH or 脊索腫 /TH or 骨巨細胞腫 /TH or 骨肉腫 /AL or 軟骨肉腫 /AL or OSTEOSARCOM/AL or CHONDROSARCOM/AL or CHORDOM/AL or ユーイング肉腫 /AL or ユーイング腫 /AL or EWING 肉腫 /AL or EWING 腫 /AL or "EWING SARCOM"/AL or "EWING TUMO"/AL or アダマンチノーマ /TH or ADAMANTINOM/AL or アダマンチノー /AL or 骨巨細胞腫 /AL or 破骨細胞腫 /AL or OSTEOCLASTOM/AL or "GIANT CELL TUMO"/AL or "MALIGNANT BONE"/AL or "BONE MALIGNAN"/AL	23,171
#2	骨腫瘍 ; 悪性 /TH or 骨組織腫瘍 ; 悪性 /TH	10,683
#3	(悪性 /TI or 腫瘍 ; 悪性 /TH or 腫瘍悪性度 /TH) and (骨 /TI or 骨腫瘍 /TH or 骨組織腫瘍 /TH)	31,168
#4	骨線維肉腫 /AL or 骨悪性線維性組織球腫 /AL or 悪性骨線維性組織球腫 /al or 骨悪性組織球腫 /al or 悪性骨組織球腫 /al or 骨血管肉腫 /AL or 骨脂肪肉腫 /AL or 骨平滑筋肉腫 /AL or 骨リンパ腫 /AL or 骨悪性リンパ腫 /AL or 骨骨髄腫 /AL or 骨多発性骨髄腫 /AL or 骨悪性巨細胞腫 /AL or 悪性骨間葉腫 /al or 骨悪性間葉腫 /AL or 骨神経原性肉腫 /AL	282
#5	線維肉腫 /TH or 組織球腫 - 悪性線維性 /TH or 血管肉腫 /TH or 脂肪肉腫 /TH or リンパ腫 /TH or 骨髄腫 - 多発性 /TH	112,044
#6	肉腫 /AL or 悪性線維性組織球腫 /AL or 悪性組織球腫 /AL or 骨髄腫 /AL or リンパ腫 /AL or 悪性巨細胞腫 /AL or 悪性間葉腫 /AL or SARCOM/AL or "MALIGNANT HISTIOCYTOM"/AL or "MALIGNANT FIBROUS HISTIOCYTOM"/AL or LYMPHOM/AL or MYELOM/AL or 悪性血管外皮 /AL or 悪性血管周皮 /AL or "MALIGNANT HEMANGIOPERICYTOM"/AL or "MALIGNANT HAEMANGIOPERICYTOM"/AL or 悪性軟骨芽 /AL or "MALIGNANT CHONDROBLASTOM"/AL or "MALIGNANT GIANT CELL"/AL or "MALIGNANT MESENCHYMOM"/AL	218,002
#7	(#5 or #6) and (骨腫瘍 /TH or 骨組織腫瘍 /TH)	23,232
#8	#1 or #2 or #3 or #4 or #7	55,576
#9	((#8 and CK= ヒト) or (#8 not (CK= イヌ , ネコ , ウシ , ウマ , ブタ , ヒツジ , サル , ウサギ , ニワトリ , 鶏胚 , モルモット , ハムスター , マウス , ラット , カエル , 動物))) and PT= 会議録除く	18,755
#10	ノモグラ /al or nomogra/al	990
#11	#9 and #10	1
#12	#11 and (PDAT=//:2018/07/31)	1
#13	#9 and PT= 症例報告除く and DT=2016:2018 and (PDAT=//:2018/07/31)	542
#14	#12 not #13 and (PDAT=//:2018/07/31)	1

表2　MEDLINE 検索式

a. BQ 1

L1	S MALIGNAN?(2A)BONE(2A)(TUMOR? OR TUMOUR? OR DISEASE? OR NEOPLASM? OR CANCER?)	3,257
L2	S OSTEOSARCOMA+NT/CT OR CHONDROSARCOMA+NT/CT OR ADAMANTINOMA+NT/CT OR CHORDOMA+NT/CT OR 'GIANT CELL TUMOR OF BONE'+NT/CT OR OSTEOSARCOM? OR CHONDROSARCOM? OR CHORDOM? OR ADAMANTINOM? OR EWING? OR BONE(3A)(GIANT(W)CELL) OR OSTEOCLASTOM?	50,895
L3	S BONE NEOPLASMS+NT/CT	124,577
L4	S SARCOMA+NT/CT OR MULTIPLE MYELOMA+NT/CT OR LYMPHOMA+NT/CT	319,885
L5	S L3 AND L4	32,814
L6	S MALIGNAN?(4A)(CHONDROBLASTOM? OR HISTIOCYTOM? OR MESENCHYMOM? OR HAEMANGIOPERICYTOM? OR HEMANGIOPERICYTOM?)(3A)BONE	260
L7	S BONE(3A)(?SARCOM? OR MYELOM? OR LYMPHOM?)	8,563
L8	S (BONE NEOPLASMS+NT/CT OR NEOPLASMS, BONE TISSUE+NT/CT) AND MALIGNAN?/TI,AB	22,298
L9	S L1 OR L2 OR L5 OR L6 OR L7 OR L8	79,707
L10	S (L9/HUMAN OR (L9 NOT ANIMALS+NT/CT)) AND (ENGLISH OR JAPANESE)/LA NOT EPUB?/FS	61,222
L11	S RADIOGRAPHY+NT/CT OR RADIOLOGY+NT/CT	1,106,226
L12	S (*BONE NEOPLASMS+NT/CT OR *NEOPLASMS, BONE TISSUE+NT/CT)(L)(DI OR DG OR PA)/CT	40,456
L13	S (BONE OR ?SARCOM? OR ADAMANTINOM? OR CHORDOM? OR CHONDROBLASTOM? OR OSTEOCLASTOM? OR MYELOM? OR LYMPHOM?)/TI	462,996
L14	S L10 AND L11 AND L12 AND L13	3,344
L15	S L14 AND PY=>2016 AND UP<=20180731	187

b. CQ 1

L1	S MALIGNAN?(2A)BONE(2A)(TUMOR? OR TUMOUR? OR DISEASE? OR NEOPLASM? OR CANCER?)	3,257
L2	S OSTEOSARCOMA+NT/CT OR CHONDROSARCOMA+NT/CT OR ADAMANTINOMA+NT/CT OR CHORDOMA+NT/CT OR 'GIANT CELL TUMOR OF BONE'+NT/CT OR OSTEOSARCOM? OR CHONDROSARCOM? OR CHORDOM? OR ADAMANTINOM? OR EWING? OR BONE(3A)(GIANT(W)CELL) OR OSTEOCLASTOM?	50,895
L3	S BONE NEOPLASMS+NT/CT	124.577
L4	S SARCOMA+NT/CT OR MULTIPLE MYELOMA+NT/CT OR LYMPHOMA+NT/CT	319,885
L5	S L3 AND L4	32,814
L6	S MALIGNAN?(4A)(CHONDROBLASTOM? OR HISTIOCYTOM? OR MESENCHYMOM? OR HAEMANGIOPERICYTOM? OR HEMANGIOPERICYTOM?)(3A)BONE	260
L7	S BONE(3A)(?SARCOM? OR MYELOM? OR LYMPHOM?)	8,563
L8	S (BONE NEOPLASMS+NT/CT OR NEOPLASMS, BONE TISSUE+NT/CT) AND MALIGNAN?/TI,AB	22,298
L9	S L1 OR L2 OR L5 OR L6 OR L7 OR L8	79,707
L10	S (L9/HUMAN OR (L9 NOT ANIMALS+NT/CT)) AND (ENGLISH OR JAPANESE)/LA NOT EPUB?/FS	61,222
L11	S NEOPLASM METASTASIS+NT/CT OR NEOPLASMS+NT/CT(L)SC/CT	301,284
L12	S (DISTANT? OR DISTAL? OR LUNG OR PULMONARY OR CHEST OR THORACIC? OR LIVER)/TI,AB AND METASTA?/TI,AB	149,901
L13	S TOMOGRAPHY, X-RAY COMPUTED+NT/CT OR TOMOGRA?(3A)COMPUT? OR CT/TI,AB	645,783
L14	S L10 AND (L11 OR L12) AND L13	2,128
L15	S BONE NEOPLASMS+NT/CT OR NEOPLASMS, BONE TISSUE+NT/CT	136,934
L16	S L14 AND L15	1,907
L17	S L16 AND PY=>2016 AND UP<=20180731	169

c. BQ 2

L1	S MALIGNAN?(2A)BONE(2A)(TUMOR? OR TUMOUR? OR DISEASE? OR NEOPLASM? OR CANCER?)	3,257
L2	S OSTEOSARCOMA+NT/CT OR CHONDROSARCOMA+NT/CT OR ADAMANTINOMA+NT/CT OR CHORDOMA+NT/CT OR 'GIANT CELL TUMOR OF BONE'+NT/CT OR OSTEOSARCOM? OR CHONDROSARCOM? OR CHORDOM? OR ADAMANTINOM? OR EWING? OR BONE(3A)(GIANT(W)CELL) OR OSTEOCLASTOM?	50,895
L3	S BONE NEOPLASMS+NT/CT	124,577
L4	S SARCOMA+NT/CT OR MULTIPLE MYELOMA+NT/CT OR LYMPHOMA+NT/CT	319,885
L5	S L3 AND L4	32,814
L6	S MALIGNAN?(4A)(CHONDROBLASTOM? OR HISTIOCYTOM? OR MESENCHYMOM? OR HAEMANGIOPERICYTOM? OR HEMANGIOPERICYTOM?)(3A)BONE	260
L7	S BONE(3A)(?SARCOM? OR MYELOM? OR LYMPHOM?)	8,563
L8	S (BONE NEOPLASMS+NT/CT OR NEOPLASMS, BONE TISSUE+NT/CT) AND MALIGNAN?/TI,AB	22,298
L9	S L1 OR L2 OR L5 OR L6 OR L7 OR L8	79,707
L10	S (L9/HUMAN OR (L9 NOT ANIMALS+NT/CT)) AND (ENGLISH OR JAPANESE)/LA NOT EPUB?/FS	61,222
L11	S MAGNETIC RESONANCE IMAGING+NT/CT OR MRI OR MR(W)IMAG? OR MAGNETIC?(2W)RESONAN?	711,877
L12	S SURGICAL PROCEDURES, OPERATIVE+NT/CT OR SU/CT	3,518,613
L13	S PRESURG? OR PREOPERAT? OR PRE(W)(SURG? OR OPERAT?) OR (PLAN? OR BEFORE?)(3A)(OPERAT? OR SURG? OR RESECT?)	396,418
L14	S L10 AND L11 AND (L12 OR L13)	3,069
L15	S (BONE NEOPLASMS+NT/CT OR NEOPLASMS, BONE TISSUE+NT/CT)(L)SU/CT	36,551
L16	S L14 AND L15	1,731
L17	S L16 AND UP<=20180731	1,729

d. CQ 2

L1	S MALIGNAN?(2A)BONE(2A)(TUMOR? OR TUMOUR? OR DISEASE? OR NEOPLASM? OR CANCER?)	3,257
L2	S OSTEOSARCOMA+NT/CT OR CHONDROSARCOMA+NT/CT OR ADAMANTINOMA+NT/CT OR CHORDOMA+NT/CT OR 'GIANT CELL TUMOR OF BONE'+NT/CT OR OSTEOSARCOM? OR CHONDROSARCOM? OR CHORDOM? OR ADAMANTINOM? OR EWING? OR BONE(3A)(GIANT(W)CELL) OR OSTEOCLASTOM?	50,895
L3	S BONE NEOPLASMS+NT/CT	124,577
L4	S SARCOMA+NT/CT OR MULTIPLE MYELOMA+NT/CT OR LYMPHOMA+NT/CT	319,885
L5	S L3 AND L4	32,814
L6	S MALIGNAN?(4A)(CHONDROBLASTOM? OR HISTIOCYTOM? OR MESENCHYMOM? OR HAEMANGIOPERICYTOM? OR HEMANGIOPERICYTOM?)(3A)BONE	260
L7	S BONE(3A)(?SARCOM? OR MYELOM? OR LYMPHOM?)	8,563
L8	S (BONE NEOPLASMS+NT/CT OR NEOPLASMS, BONE TISSUE+NT/CT) AND MALIGNAN?/TI,AB	22,298
L9	S L1 OR L2 OR L5 OR L6 OR L7 OR L8	79,707
L10	S (L9/HUMAN OR (L9 NOT ANIMALS+NT/CT)) AND (ENGLISH OR JAPANESE)/LA NOT EPUB?/FS	61,222
L11	S POSITRON EMISSION TOMOGRAPHY COMPUTED TOMOGRAPHY+NT/CT OR PET(2A)CT OR POSITRON?(3A)TOMOGRAPH?(4A)COMPUT?	28,979
L12	S L10 AND L11	679
L13	S NEOPLASM STAGING+NT/CT OR STAG?	1,092,688
L14	S L12 AND L13	208
L15	S L14 AND UP<=20180731	205

e. CQ 3

L1	S MALIGNAN?(2A)BONE(2A)(TUMOR? OR TUMOUR? OR DISEASE? OR NEOPLASM? OR CANCER?)	3,257
L2	S OSTEOSARCOMA+NT/CT OR CIIONDROSARCOMA+NT/CT OR ADAMANTINOMA+NT/CT OR CHORDOMA+NT/CT OR 'GIANT CELL TUMOR OF BONE'+NT/CT OR OSTEOSARCOM? OR CHONDROSARCOM? OR CHORDOM? OR ADAMANTINOM? OR EWING? OR BONE(3A)(GIANT(W)CELL) OR OSTEOCLASTOM?	50,895
L3	S BONE NEOPLASMS+NT/CT	124,577
L4	S SARCOMA+NT/CT OR MULTIPLE MYELOMA+NT/CT OR LYMPHOMA+NT/CT	319,885
L5	S L3 AND L4	32,814
L6	S MALIGNAN?(4A)(CHONDROBLASTOM? OR HISTIOCYTOM? OR MESENCHYMOM? OR HAEMANGIOPERICYTOM? OR HEMANGIOPERICYTOM?)(3A)BONE	260
L7	S BONE(3A)(?SARCOM? OR MYELOM? OR LYMPHOM?)	8,563
L8	S (BONE NEOPLASMS+NT/CT OR NEOPLASMS, BONE TISSUE+NT/CT) AND MALIGNAN?/TI,AB	22,298
L9	S L1 OR L2 OR L5 OR L6 OR L7 OR L8	79,707
L10	S (L9/HUMAN OR (L9 NOT ANIMALS+NT/CT)) AND (ENGLISH OR JAPANESE)/LA NOT EPUB?/FS	61,222
L11	S RADIONUCLIDE IMAGING+NT/CT OR NUCLEAR MEDICINE+NT/CT	202,647
L12	S SPECT OR PET(2A)CT OR POSITRON?(3A)TOMOGRAPH?(4A)COMPUT? OR (SINGLE?(2A)PHOTON? OR POSITRON?)(3A)EMISSION? OR (RADIONUCLIDE? OR NUCLIDE?)(3A)(IMAG? OR SCAN?)	204,297
L13	S SCINTI?	62,465
L14	S PRESURG? OR PREOPERAT? OR PRE(W)(SURG? OR OPERAT?) OR BEFORE?(3A)(OPERAT? OR SURG? OR RESECT?) OR NEOADJUVAN?	401,449
L15	S DT/CT OR DRUG THERAPY+NT/CT OR CHEMOTHER? OR CHEMORADIO? OR RADIOCHEMO?	2,942,858
L16	S L10 AND ((L11 OR L12 OR L13)) AND L14 AND L15	146
L17	S L16 AND UP<=20180731	146

f. FRQ 1

L1	S MALIGNAN?(2A)BONE(2A)(TUMOR? OR TUMOUR? OR DISEASE? OR NEOPLASM? OR CANCER?)	3,257
L2	S OSTEOSARCOMA+NT/CT OR CHONDROSARCOMA+NT/CT OR ADAMANTINOMA+NT/CT OR CHORDOMA+NT/CT OR 'GIANT CELL TUMOR OF BONE'+NT/CT OR OSTEOSARCOM? OR CHONDROSARCOM? OR CHORDOM? OR ADAMANTINOM? OR EWING? OR BONE(3A)(GIANT(W)CELL) OR OSTEOCLASTOM?	50,895
L3	S BONE NEOPLASMS+NT/CT	124,577
L4	S SARCOMA+NT/CT OR MULTIPLE MYELOMA+NT/CT OR LYMPHOMA+NT/CT	319,885
L5	S L3 AND L4	32,814
L6	S MALIGNAN?(4A)(CHONDROBLASTOM? OR HISTIOCYTOM? OR MESENCHYMOM? OR HAEMANGIOPERICYTOM? OR HEMANGIOPERICYTOM?)(3A)BONE	260
L7	S BONE(3A)(?SARCOM? OR MYELOM? OR LYMPHOM?)	8,563
L8	S (BONE NEOPLASMS+NT/CT OR NEOPLASMS, BONE TISSUE+NT/CT) AND MALIGNAN?/TI,AB	22,298
L9	S L1 OR L2 OR L5 OR L6 OR L7 OR L8	79,707
L10	S (L9/HUMAN OR (L9 NOT ANIMALS+NT/CT)) AND (ENGLISH OR JAPANESE)/LA NOT EPUB?/FS	61,222
L11	S POSITRON EMISSION TOMOGRAPHY COMPUTED TOMOGRAPHY+NT/CT OR PET(2A)CT OR POSITRON?(3A)TOMOGRAPH?(4A)COMPUT?	28,979
L12	S L10 AND L11	679
L13	S RADIOGRAPHY+NT/CT OR RADIOLOGY+NT/CT	1,106,226
L14	S L12 AND L13	476
L15	S L14 AND PY=>2016 AND UP<=20180731	131

g. CQ 4

L1	S MALIGNAN?(2A)BONE(2A)(TUMOR? OR TUMOUR? OR DISEASE? OR NEOPLASM? OR CANCER?)	3,257
L2	S OSTEOSARCOMA+NT/CT OR CHONDROSARCOMA+NT/CT OR ADAMANTINOMA+NT/CT OR CHORDOMA+NT/CT OR 'GIANT CELL TUMOR OF BONE'+NT/CT OR OSTEOSARCOM? OR CHONDROSARCOM? OR CHORDOM? OR ADAMANTINOM? OR EWING? OR BONE(3A)(GIANT(W)CELL) OR OSTEOCLASTOM?	50,895
L3	S BONE NEOPLASMS+NT/CT	124,577
L4	S SARCOMA+NT/CT OR MULTIPLE MYELOMA+NT/CT OR LYMPHOMA+NT/CT	319,885
L5	S L3 AND L4	32,814
L6	S MALIGNAN?(4A)(CHONDROBLASTOM? OR HISTIOCYTOM? OR MESENCHYMOM? OR HAEMANGIOPERICYTOM? OR HEMANGIOPERICYTOM?)(3A)BONE	260
L7	S BONE(3A)(?SARCOM? OR MYELOM? OR LYMPHOM?)	8,563
L8	S (BONE NEOPLASMS+NT/CT OR NEOPLASMS, BONE TISSUE+NT/CT) AND MALIGNAN?/TI,AB	22,298
L9	S L1 OR L2 OR L5 OR L6 OR L7 OR L8	79,707
L10	S (L9/HUMAN OR (L9 NOT ANIMALS+NT/CT)) AND (ENGLISH OR JAPANESE)/LA NOT EPUB?/FS	61,222
L11	S (INCISION? OR SURG? OR OPEN?)(3A)BIOPS?	18,514
L12	S NEEDL?(3A)BIOPS?	71,885
L13	S L10 AND (L11 OR L12)	1,951
L14	S L13 AND PY=>2016 AND UP<=20180731	175

h. CQ 5

L1	S MALIGNAN?(2A)BONE(2A)(TUMOR? OR TUMOUR? OR DISEASE? OR NEOPLASM? OR CANCER?)	3257
L2	S OSTEOSARCOMA+NT/CT OR CHONDROSARCOMA+NT/CT OR ADAMANTINOMA+NT/CT OR CHORDOMA+NT/CT OR 'GIANT CELL TUMOR OF BONE'+NT/CT OR OSTEOSARCOM? OR CHONDROSARCOM? OR CHORDOM? OR ADAMANTINOM? OR EWING? OR BONE(3A)(GIANT(W)CELL) OR OSTEOCLASTOM?	50,895
L3	S BONE NEOPLASMS+NT/CT	124,577
L4	S SARCOMA+NT/CT OR MULTIPLE MYELOMA+NT/CT OR LYMPHOMA+NT/CT	319,885
L5	S L3 AND L4	32,814
L6	S MALIGNAN?(4A)(CHONDROBLASTOM? OR HISTIOCYTOM? OR MESENCHYMOM? OR HAEMANGIOPERICYTOM? OR HEMANGIOPERICYTOM?)(3A)BONE	260
L7	S BONE(3A)(?SARCOM? OR MYELOM? OR LYMPHOM?)	8,563
L8	S (BONE NEOPLASMS+NT/CT OR NEOPLASMS, BONE TISSUE+NT/CT) AND MALIGNAN?/TI,AB	22,298
L9	S L1 OR L2 OR L5 OR L6 OR L7 OR L8	79,707
L10	S (L9/HUMAN OR (L9 NOT ANIMALS+NT/CT)) AND (ENGLISH OR JAPANESE)/LA NOT EPUB?/FS	61,222
L11	S MOLECULAR BIOLOGY+NT/CT OR COMPUTATIONAL BIOLOGY+NT/CT OR GENETIC TECHNIQUES+NT/CT	1,802,457
L12	S GE/CT	3,106,872
L13	S MOLECUL? OR GENE? OR GENOM?	7,332,891
L14	S L10 AND (L11 OR L12 OR L13)	17,428
L15	S L14 AND (*BONE NEOPLASMS+NT/CT OR *NEOPLASMS, BONE TISSUE+NT/CT)	8,730
L16	S L14 AND (SARCOM? OR OSTEOSARCOM? OR CHONDROSARCOM? OR TUMOR? OR TUMOUR? OR MALIGNAN?)/TI	9,853
L17	S (L15 OR L16) AND (MOLEC? OR GENE? OR GENOM?)/TI	1,984
L18	S (BONE NEOPLASMS+NT/CT OR NEOPLASMS, BONE TISSUE+NT/CT)(L)(GE OR PA)/CT	47,130
L19	S PRECIS? OR ACCURA?	940,608
L20	S L17 AND (L18 OR L19)	1,320
L21	S L20 AND PY=>2016 AND UP<=20180731	183

i. FRQ 2

L1	S MALIGNAN?(2A)BONE(2A)(TUMOR? OR TUMOUR? OR DISEASE? OR NEOPLASM? OR CANCER?)	3,257
L2	S OSTEOSARCOMA+NT/CT OR CHONDROSARCOMA+NT/CT OR ADAMANTINOMA+NT/CT OR CHORDOMA+NT/CT OR 'GIANT CELL TUMOR OF BONE'+NT/CT OR OSTEOSARCOM? OR CHONDROSARCOM? OR CHORDOM? OR ADAMANTINOM? OR EWING? OR BONE(3A)(GIANT(W)CELL) OR OSTEOCLASTOM?	50,895
L3	S BONE NEOPLASMS+NT/CT	124,577
L4	S SARCOMA+NT/CT OR MULTIPLE MYELOMA+NT/CT OR LYMPHOMA+NT/CT	319,885
L5	S L3 AND L4	32,814
L6	S MALIGNAN?(4A)(CHONDROBLASTOM? OR HISTIOCYTOM? OR MESENCHYMOM? OR HAEMANGIOPERICYTOM? OR HEMANGIOPERICYTOM?)(3A)BONE	260
L7	S BONE(3A)(?SARCOM? OR MYELOM? OR LYMPHOM?)	8,563
L8	S (BONE NEOPLASMS+NT/CT OR NEOPLASMS, BONE TISSUE+NT/CT) AND MALIGNAN?/TI,AB	22,298
L9	S L1 OR L2 OR L5 OR L6 OR L7 OR L8	79,707
L10	S (L9/HUMAN OR (L9 NOT ANIMALS+NT/CT)) AND (ENGLISH OR JAPANESE)/LA NOT EPUB?/FS	61,222
L11	S NOMOGRA?	7,501
L12	S L10 AND L11	19
L13	S L12 AND UP<=20180731	19

j. CQ 6

L1	S MALIGNAN?(2A)BONE(2A)(TUMOR? OR TUMOUR? OR DISEASE? OR NEOPLASM? OR CANCER?)	3,257
L2	S OSTEOSARCOMA+NT/CT OR CHONDROSARCOMA+NT/CT OR ADAMANTINOMA+NT/CT OR CHORDOMA+NT/CT OR 'GIANT CELL TUMOR OF BONE'+NT/CT OR OSTEOSARCOM? OR CHONDROSARCOM? OR CHORDOM? OR ADAMANTINOM? OR EWING? OR BONE(3A)(GIANT(W)CELL) OR OSTEOCLASTOM?	50,895
L3	S BONE NEOPLASMS+NT/CT	124,577
L4	S SARCOMA+NT/CT OR MULTIPLE MYELOMA+NT/CT OR LYMPHOMA+NT/CT	319,885
L5	S L3 AND L4	32,814
L6	S MALIGNAN?(4A)(CHONDROBLASTOM? OR HISTIOCYTOM? OR MESENCHYMOM? OR HAEMANGIOPERICYTOM? OR HEMANGIOPERICYTOM?)(3A)BONE	260
L7	S BONE(3A)(?SARCOM? OR MYELOM? OR LYMPHOM?)	8,563
L8	S (BONE NEOPLASMS+NT/CT OR NEOPLASMS, BONE TISSUE+NT/CT) AND MALIGNAN?/TI,AB	22,298
L9	S L1 OR L2 OR L5 OR L6 OR L7 OR L8	79,707
L10	S (L9/HUMAN OR (L9 NOT ANIMALS+NT/CT)) AND (ENGLISH OR JAPANESE)/LA NOT EPUB?/FS	61,222
L11	S SALVAG? OR SPAR? OR PRESERV?	449,826
L12	S L10 AND L11	3,243
L13	S CHILD+NT/CT OR INFANT+NT/CT OR CHILD? OR INFANT? OR BOY? OR GIRL? OR PEDIATR?	2,857,211
L14	S L12 AND L13	1,204
L15	S L14 AND PY=>2016 AND UP<=20180731	118

k. BQ 3，FRQ 3

L1	S MALIGNAN?(2A)BONE(2A)(TUMOR? OR TUMOUR? OR DISEASE? OR NEOPLASM? OR CANCER?)	3,257
L2	S OSTEOSARCOMA+NT/CT OR CHONDROSARCOMA+NT/CT OR ADAMANTINOMA+NT/CT OR CHORDOMA+NT/CT OR 'GIANT CELL TUMOR OF BONE'+NT/CT OR OSTEOSARCOM? OR CHONDROSARCOM? OR CHORDOM? OR ADAMANTINOM? OR EWING? OR BONE(3A)(GIANT(W)CELL) OR OSTEOCLASTOM?	50,895
L3	S BONE NEOPLASMS+NT/CT	124,577
L4	S SARCOMA+NT/CT OR MULTIPLE MYELOMA+NT/CT OR LYMPHOMA+NT/CT	319,885
L5	S L3 AND L4	32,814
L6	S MALIGNAN?(4A)(CHONDROBLASTOM? OR HISTIOCYTOM? OR MESENCHYMOM? OR HAEMANGIOPERICYTOM? OR HEMANGIOPERICYTOM?)(3A)BONE	260
L7	S BONE(3A)(?SARCOM? OR MYELOM? OR LYMPHOM?)	8,563
L8	S (BONE NEOPLASMS+NT/CT OR NEOPLASMS, BONE TISSUE+NT/CT) AND MALIGNAN?/TI,AB	22,298
L9	S L1 OR L2 OR L5 OR L6 OR L7 OR L8	79,707
L10	S (L9/HUMAN OR (L9 NOT ANIMALS+NT/CT)) AND (ENGLISH OR JAPANESE)/LA NOT EPUB?/FS	61,222
L11	S SALVAG? OR SPAR? OR PRESERV?	449,826
L12	S L10 AND L11	3,243
L13	S L12 AND PY=>2016 AND UP<=20180731	389

L1	S MALIGNAN?(2A)BONE(2A)(TUMOR? OR TUMOUR? OR DISEASE? OR NEOPLASM? OR CANCER?)	3,257
L2	S OSTEOSARCOMA+NT/CT OR CHONDROSARCOMA+NT/CT OR ADAMANTINOMA+NT/CT OR CHORDOMA+NT/CT OR 'GIANT CELL TUMOR OF BONE'+NT/CT OR OSTEOSARCOM? OR CHONDROSARCOM? OR CHORDOM? OR ADAMANTINOM? OR EWING? OR BONE(3A)(GIANT(W)CELL) OR OSTEOCLASTOM?	50,895
L3	S BONE NEOPLASMS+NT/CT	124,577
L4	S SARCOMA+NT/CT OR MULTIPLE MYELOMA+NT/CT OR LYMPHOMA+NT/CT	319,885
L5	S L3 AND L4	32,814
L6	S MALIGNAN?(4A)(CHONDROBLASTOM? OR HISTIOCYTOM? OR MESENCHYMOM? OR HAEMANGIOPERICYTOM? OR HEMANGIOPERICYTOM?)(3A)BONE	260
L7	S BONE(3A)(?SARCOM? OR MYELOM? OR LYMPHOM?)	8,563
L8	S (BONE NEOPLASMS+NT/CT OR NEOPLASMS, BONE TISSUE+NT/CT) AND MALIGNAN?/TI,AB	22,298
L9	S L1 OR L2 OR L5 OR L6 OR L7 OR L8	79,707
L10	S (L9/HUMAN OR (L9 NOT ANIMALS+NT/CT)) AND (ENGLISH OR JAPANESE)/LA NOT EPUB?/FS	61,222
L11	S RT/CT OR RADIOTHERAPY+NT/CT OR RADIO? OR RADIA? OR IRRADIA? OR CHEMORADIO?	2,108,107
L12	S L10 AND L11	19,115
L13	S ?ADJUVAN? AND L12	2,232
L14	S RADIOTHERAPY, ADJUVANT+NT/CT	20,641
L15	S NONMETASTA? OR NON(W)METASTA? OR (WITHOUT OR FREE OR ABSENC?)(3A)METASTA?	29,373
L16	S L13 AND (L14 OR L15)	842
L17	S L13 AND (ADJUVAN? OR NEOADJUVAN? OR RADIO? OR RADIA? OR IRRADIA? OR CHEMORADI?)/TI	454
L18	S L16 OR L17	1,117
L19	S L18 AND PY=>2016 AND UP<=20180731	106

m. CQ 8

L1	S MALIGNAN?(2A)BONE(2A)(TUMOR? OR TUMOUR? OR DISEASE? OR NEOPLASM? OR CANCER?)	3,257
L2	S OSTEOSARCOMA+NT/CT OR CHONDROSARCOMA+NT/CT OR ADAMANTINOMA+NT/CT OR CHORDOMA+NT/CT OR 'GIANT CELL TUMOR OF BONE'+NT/CT OR OSTEOSARCOM? OR CHONDROSARCOM? OR CHORDOM? OR ADAMANTINOM? OR EWING? OR BONE(3A)(GIANT(W)CELL) OR OSTEOCLASTOM?	50,895
L3	S BONE NEOPLASMS+NT/CT	124,577
L4	S SARCOMA+NT/CT OR MULTIPLE MYELOMA+NT/CT OR LYMPHOMA+NT/CT	319,885
L5	S L3 AND L4	32,814
L6	S MALIGNAN?(4A)(CHONDROBLASTOM? OR HISTIOCYTOM? OR MESENCHYMOM? OR HAEMANGIOPERICYTOM? OR HEMANGIOPERICYTOM?)(3A)BONE	260
L7	S BONE(3A)(?SARCOM? OR MYELOM? OR LYMPHOM?)	8,563
L8	S (BONE NEOPLASMS+NT/CT OR NEOPLASMS, BONE TISSUE+NT/CT) AND MALIGNAN?/TI,AB	22,298
L9	S L1 OR L2 OR L5 OR L6 OR L7 OR L8	79,707
L10	S (L9/HUMAN OR (L9 NOT ANIMALS+NT/CT)) AND (ENGLISH OR JAPANESE)/LA NOT EPUB?/FS	61,222
L11	S RT/CT OR RADIOTHERAPY+NT/CT OR RADIO? OR RADIA? OR IRRADIA? OR CHEMORADIO?	2,108,107
L12	S L10 AND L11	19,115
L13	S L12 AND (SARCOM? OR OSTEOSARCOM? OR TUMOR? OR TUMOUR? OR MALIGNAN? OR CHONDROSARCOM? OR ADVANC?)/TI	10,605
L14	S (*BONE NEOPLASMS+NT/CT OR *NEOPLASMS, BONE TISSUE+NT/CT)(L)RT/CT	3,761
L15	S *RADIOTHERAPY+NT/CT	94,667
L16	S L13 AND (L14 OR L15)	990
L17	S L12 AND (RADIO? OR RADIA? OR IRRADIA? OR CHEMORADI? OR TREAT? OR MANAG?)/TI AND (RT/CT OR RADIOTHERAPY+NT/CT)	2,671
L18	S L16 OR L17	2,,865
L19	S L18 AND PY=>2016 AND UP<=20180731	198

n. CQ 9

L1	S MALIGNAN?(2A)BONE(2A)(TUMOR? OR TUMOUR? OR DISEASE? OR NEOPLASM? OR CANCER?)	3,257
L2	S OSTEOSARCOMA+NT/CT OR CHONDROSARCOMA+NT/CT OR ADAMANTINOMA+NT/CT OR CHORDOMA+NT/CT OR 'GIANT CELL TUMOR OF BONE'+NT/CT OR OSTEOSARCOM? OR CHONDROSARCOM? OR CHORDOM? OR ADAMANTINOM? OR EWING? OR BONE(3A)(GIANT(W)CELL) OR OSTEOCLASTOM?	50,895
L3	S BONE NEOPLASMS+NT/CT	124,577
L4	S SARCOMA+NT/CT OR MULTIPLE MYELOMA+NT/CT OR LYMPHOMA+NT/CT	319,885
L5	S L3 AND L4	32,814
L6	S MALIGNAN?(4A)(CHONDROBLASTOM? OR HISTIOCYTOM? OR MESENCHYMOM? OR HAEMANGIOPERICYTOM? OR HEMANGIOPERICYTOM?)(3A)BONE	260
L7	S BONE(3A)(?SARCOM? OR MYELOM? OR LYMPHOM?)	8,563
L8	S (BONE NEOPLASMS+NT/CT OR NEOPLASMS, BONE TISSUE+NT/CT) AND MALIGNAN?/TI,AB	22,298
L9	S L1 OR L2 OR L5 OR L6 OR L7 OR L8	79,707
L10	S (L9/HUMAN OR (L9 NOT ANIMALS+NT/CT)) AND (ENGLISH OR JAPANESE)/LA NOT EPUB?/FS	61,222
L11	S PROTON THERAPY+NT/CT OR HEAVY ION RADIOTHERAPY+NT/CT	1,964
L12	S (CARBON OR ARGON? OR HEAVY OR PROTON? OR PARTICL? OR PHOTON?)(3A)(ION OR BEAM? OR THERAP? OR RADIOTHERAP? OR RADIATION?)	27,711
L13	S L10 AND (L11 OR L12)	546
L14	S L13 AND PY=>2016 AND UP<=20180731	118

o. BQ 4

L1	S OSTEOSARCOMA+NT/CT OR OSTEOSARCOM?	33,591
L2	S (L1/HUMAN OR (L1 NOT ANIMALS+NT/CT)) AND (ENGLISH OR JAPANESE)/LA NOT EPUB?/FS	25,957
L3	S ?ADJUVAN?	207,467
L4	S DT/CT OR DRUG THERAPY+NT/CT OR CHEMOTHER? OR CHEMORADI? OR RADIOCHEMO?	2,945,270
L5	S L2 AND L3 AND L4	1,882
L6	S L5 AND (ADVANC? OR HIGH?(3A)GRAD? OR MALIGNAN?)	744
L7	S SU/CT OR SURG? OR ?OPERAT? OR SURGICAL PROCEDURES, OPERATIVE+NT/CT	4,869,454
L8	S L5 AND L7	1,468
L9	S L6 OR L8	1,605
L10	S L9 AND PY=>2016 AND UP<=20180731	175

p. CQ 10

L1	S OSTEOSARCOMA+NT/CT OR OSTEOSARCOM?	33,591
L2	S (L1/HUMAN OR (L1 NOT ANIMALS+NT/CT)) AND (ENGLISH OR JAPANESE)/LA NOT EPUB?/FS	25,957
L3	S DT/CT OR DRUG THERAPY+NT/CT OR CHEMOTHER? OR RADIOCHEMO? OR CHEMORADI?	2,945,270
L4	S L2 AND L3	8,043
L5	S UNRESECT? OR INOPERABL? OR PREOPERAT? OR PRE(W)OPERAT? OR NEOADJUVAN?	361,958
L6	S ADVANC? OR HIGH?(2W)GRAD? OR MALIGNAN?	1,234,617
L7	S L4 AND L5 AND L6	529
L8	S L4 AND (L5/TI OR L6/TI)	881
L9	S L7 OR L8	1,191
L10	S L9 AND PY=>2016 AND UP<=20180731	137

q. BQ 5, CQ 11

L1	S EWING?	10,405
L2	S (L1/HUMAN OR (L1 NOT ANIMALS+NT/CT)) AND (ENGLISH OR JAPANESE)/LA NOT EPUB?/FS	8,569
L3	S DT/CT OR DRUG THERAPY+NT/CT OR CHEMOTHER? OR CHEMORADIO? OR RADIOCHEMO?	2,942,858
L4	S L2 AND L3	2,992
L5	S (EWING? OR SARCOM? OR CHEMOTHER? OR ADVANC? OR MALIGNAN? OR LOCALI? OR REGION?)/TI AND L4	2,226
L6	S SARCOMA, EWING+NT/CT OR BONE NEOPLASMS+AUTO/CT	61,876
L7	S L5 AND L6	1,800
L8	S L7 AND PY=>2016 AND UP<=20180731	175

r. CQ 12

L1	S EWING?	10,405
L2	S (L1/HUMAN OR (L1 NOT ANIMALS+NT/CT)) AND (ENGLISH OR JAPANESE)/LA NOT EPUB?/FS	8,569
L3	S RT/CT OR RADIOTHERAPY+NT/CT OR RADIO? OR RADIA? OR IRRADIA? OR CHEMORADIO?	2,108,107
L4	S L2 AND L3	2,664
L5	S (EWING? OR SARCOM? OR RADIO? OR RADIA? OR IRRADIA? OR CHEMORADI?)/TI AND L4	1,829
L6	S L5 AND PY=>2016 AND UP<=20180731	180

s. CQ 13

L1	S CHONDROSARCOMA+NT/CT OR CHONDROSARCOM?	9,261
L2	S (L1/HUMAN OR (L1 NOT ANIMALS+NT/CT)) AND (ENGLISH OR JAPANESE)/LA NOT EPUB?/FS	7,023
L3	S (GRADE OR G)(3A)(I OR '1') OR GI OR G1 OR GRADEI OR GRADE1 OR LOW?(2W) GRADE?	406,383
L4	S L2 AND L3	803
L5	S (RADICAL? OR WIDE?)(3A)(RESECT? OR EXCIS? OR EXTIRPA?)	21,303
L6	S (TUMOR? OR TUMOUR? OR MARGIN?)(3A)(RESECT? OR EXCIS? OR EXTIRPA?)	71,418
L7	S L4 AND (L5 OR L6)	155
L8	S L7 AND PY=>2016 AND UP<=20180731	21

t. CQ 14

L1	S CHONDROSARCOMA+NT/CT OR CHONDROSARCOM?	9,261
L2	S (L1/HUMAN OR (L1 NOT ANIMALS+NT/CT)) AND (ENGLISH OR JAPANESE)/LA NOT EPUB?/FS	7,023
L3	S PROTON THERAPY+NT/CT OR HEAVY ION RADIOTHERAPY+NT/CT	1964
L4	S (CARBON OR ARGON? OR HEAVY OR PROTON? OR PARTICL? OR PHOTON?) (3A)(ION OR BEAM? OR THERAP? OR RADIOTHERAP? OR RADIATION?)	27,711
L5	S L2 AND (L3 OR L4)	170
L6	S L5 AND PY=>2016 AND UP<=20180731	35

u. CQ 15

L1	S CHORDOMA+NT/CT OR CHORDOM?	4,291
L2	S (L1/HUMAN OR (L1 NOT ANIMALS+NT/CT)) AND (ENGLISH OR JAPANESE)/LA NOT EPUB?/FS	3,398
L3	S PROTON THERAPY+NT/CT OR HEAVY ION RADIOTHERAPY+NT/CT	1,964
L4	S (CARBON OR ARGON? OR HEAVY OR PROTON? OR PARTICL? OR PHOTON?) (3A)(ION OR BEAM? OR THERAP? OR RADIOTHERAP? OR RADIATION?)	27,711
L5	S L2 AND (L3 OR L4)	336
L6	S L5 AND PY=>2016 AND UP<=20180731	74

v. CQ 16

L1	S 'GIANT CELL TUMOR OF BONE'+NT/CT OR GIANT(W)CELL(2W)(TUMOR? OR TUMOUR?) OR OSTEOCLASTOM?	7,618
L2	S (L1/HUMAN OR (L1 NOT ANIMALS+NT/CT)) AND (ENGLISH OR JAPANESE)/LA NOT EPUB?/FS	5,503
L3	S CURETT? OR SCRAP?	31,231
L4	S SU/CT OR SURGICAL PROCEDURES, OPERATIVE+NT/CT OR SURG? OR OPERAT? OR EXCIS? OR RESECT?	4,711,258
L5	S L2 AND L3 AND L4	530
L6	S 'GIANT CELL TUMOR OF BONE'+NT/CT(L)SU	782
L7	S (GIANT? OR GCT OR OSTEOCLASTOM?)/TI AND (SURG? OR OPERAT? OR EXCIS? OR RESECT? OR ?GRAFT? OR RECONSTRUCT?)/TI	2,922
L8	S L2 AND L4 AND (L6 OR L7)	862
L9	S L5 OR L8	1,124
L10	S L9 AND PY=>2016 AND UP<=20180731	152

w. CQ 17

L1	S OSTEOSARCOMA+NT/CT OR OSTEOSARCOM?	33,591
L2	S (L1/HUMAN OR (L1 NOT ANIMALS+NT/CT)) AND (ENGLISH OR JAPANESE)/LA NOT EPUB?/FS	25,957
L3	S LUNG NEOPLASMS+NT/CT(L)SC/CT OR (LUNG OR PULMONAR?)(3A) METASTA?	50,753
L4	S LUNG NEOPLASMS+NT/CT(L)SU/CT OR THORACIC SURGICAL PROCEDURES+NT/CT OR THORACOTOM? OR METASTASECTOM? OR PNEUMONECTOM? OR PNEUMECTOM? OR (LUNG? OR PULMONAR?)(3A) (RESECT? OR SURG? OR OPERAT? OR EXCISI?)	352,538
L5	S L2 AND L3 AND L4	442
L6	S SURVIVAL ANALYSIS+NT/CT OR TREATMENT OUTCOME+NT/CT OR (SURVIV? OR PROGNOS? OR OUTCOME?)/TI	1,435,840
L7	S L2 AND (LUNG OR PULMONARY?) AND L6	581
L8	S L2 AND (L3 OR L4) AND L6	504
L9	S L2 AND ((LUNG? OR PULMONAR?)(5A)(METASTA? OR RESECT? OR SURG? OR PERAT? OR EXCISI?) OR THORACOTOM? OR METASTASECTOM? OR PNEUMONECTOM? OR PNEUMECTOM?)/TI	525
L10	S L5 OR L7 OR L8 OR L9	1,130
L11	S L10 AND PY=>2016 AND UP<=20180731	134

表 3　The Cochrane Library 検索式（全 CQ 共通）

ID	Search	Hits
#1	MALIGNAN* near/2 BONE near/2 (TUMOR* or TUMOUR* or DISEASE* or NEOPLASM* or CANCER*):ti,ab,kw	67
#2	[mh osteosarcoma] or [mh chondrosarcoma] or [mh adamantinoma] or [mh chordoma] or [mh "giant cell tumor of bone"]	296
#3	(OSTEOSARCOM* or CHONDROSARCOM* or ADAMANTINOM* or EWING* or chordom* or OSTEOCLASTOM* or (BONE near/3 (GIANT next/1 CELL))):ti,ab,kw	778
#4	[mh "bone neoplasms"]	1,330
#5	[mh sarcoma] or [mh "multiple myeloma"] or [mh lymphoma]	5,341
#6	#4 and #5	258
#7	(MALIGNAN* near/4 (CHONDROBLASTOM* or HISTIOCYTOM* or MESENCHYMOM* or HAEMANGIOPERICYTOM* or HEMANGIOPERICYTOM*) near/3 BONE):ti,ab,kw	0
#8	BONE near/3 (*SARCOM* or MYELOM* or LYMPHOM*):ti,ab,kw	398
#9	[mh "bone neoplasms"] or [mh "neoplasms, bone tissue"]	1,435
#10	#9 and malignan*:ti,ab,kw	150
#11	#1 or #2 or #3 or #6 or #7 or #8 or #10 Publication Year from 2016 to 2018	291

索 引

原発性悪性骨腫瘍診療ガイドライン 2022

2022 年 2 月 20 日　発行	監修者　日本整形外科学会
	編集者　日本整形外科学会診療ガイ
	ドライン委員会
	原発性悪性骨腫瘍診療ガイ
	ドライン策定委員会
	発行者　小立健太
	発行所　株式会社 南 江 堂
	☎113-8410 東京都文京区本郷三丁目 42 番 6 号
	☎ (出版) 03-3811-7236　(営業) 03-3811-7239
	ホームページ https://www.nankodo.co.jp/
	印刷・製本 日経印刷

Japanese Orthopaedic Association (JOA) Clinical Practice Guidelines on the Management of
Primary Malignant Bone Tumor
© The Japanese Orthopaedic Association, 2022

定価は表紙に表示してあります.　　　　　　　　　Printed and Bound in Japan
落丁・乱丁の場合はお取り替えいたします.　　　　ISBN978-4-524-23411-0
ご意見・お問い合わせはホームページまでお寄せください.

エビデンスに基づいた診断・治療，患者さんへの説明のよりどころとなる，整形外科医必携のシリーズ。

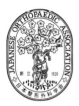

公益社団法人
日本整形外科学会
診療ガイドライン

原発性悪性骨腫瘍診療ガイドライン2022	■B5判・112頁 2022.2. ISBN978-4-524-23411-0 定価3,300円(本体3,000円+税10%)
腰部脊柱管狭窄症診療ガイドライン2021 改訂第2版	■B5判・128頁 2021.5. ISBN978-4-524-23055-6 定価3,520円(本体3,200円+税10%)
腰椎椎間板ヘルニア診療ガイドライン2021 改訂第3版	■B5判・104頁 2021.5. ISBN978-4-524-22945-1 定価3,300円(本体3,000円+税10%)
大腿骨頚部/転子部骨折診療ガイドライン2021 改訂第3版	■B5判・176頁 2021.2. ISBN978-4-524-22913-0 定価4,180円(本体3,800円+税10%)
頚椎症性脊髄症診療ガイドライン2020 改訂第3版	■B5判・100頁 2020.9. ISBN978-4-524-22946-8 定価3,300円(本体3,000円+税10%)
軟部腫瘍診療ガイドライン2020 改訂第3版	■B5判・96頁 2020.7. ISBN978-4-524-22811-9 定価3,300円(本体3,000円+税10%)
脊柱靱帯骨化症診療ガイドライン2019	■B5判・104頁 2019.10. ISBN978-4-524-22752-5 定価3,300円(本体3,000円+税10%)
特発性大腿骨頭壊死症診療ガイドライン2019	■B5判・116頁 2019.10. ISBN978-4-524-22726-6 定価3,520円(本体3,200円+税10%)
アキレス腱断裂診療ガイドライン2019 改訂第2版	■B5判・96頁 2019.9. ISBN978-4-524-24889-6 定価3,300円(本体3,000円+税10%)
上腕骨外側上顆炎診療ガイドライン 2019 改訂第2版	■B5判・60頁 2019.9. ISBN978-4-524-22678-8 定価2,420円(本体2,200円+税10%)
腰 痛診療ガイドライン2019 改訂第2版	■B5判・102頁 2019.5. ISBN978-4-524-22574-3 定価3,300円(本体3,000円+税10%)
前十字靱帯(ACL)損傷診療ガイドライン2019 改訂第3版	■B5判・102頁 2019.2. ISBN978-4-524-24841-4 定価3,300円(本体3,000円+税10%)
日本整形外科学会 **症候性静脈血栓塞栓症予防**ガイドライン2017	■B5判・98頁 2017.5. ISBN978-4-524-25285-5 定価3,080円(本体2,800円+税10%)
橈骨遠位端骨折診療ガイドライン2017 改訂第2版	■B5判・160頁 2017.5. ISBN978-4-524-25286-2 定価4,180円(本体3,800円+税10%)
変形性股関節症診療ガイドライン2016 改訂第2版	■B5判・242頁 2016.5. ISBN978-4-524-25415-6 定価4,400円(本体4,000円+税10%)
骨・関節術後感染予防ガイドライン2015 改訂第2版	■B5判・134頁 2015.5. ISBN978-4-524-26661-6 定価3,520円(本体3,200円+税10%)
外反母趾診療ガイドライン2014 改訂第2版	■B5判・156頁 2014.11. ISBN978-4-524-26189-5 定価3,850円(本体3,500円+税10%)

20220120tsu